Otoscopic Atlas of
Ear Dissection

耳内镜解剖图谱

宋跃帅　龚树生　著

人民卫生出版社

·北 京·

图书在版编目（CIP）数据

耳内镜解剖图谱/宋跃帅，龚树生著. —北京：
人民卫生出版社，2020.12
ISBN 978-7-117-30885-4

Ⅰ. ①耳… Ⅱ. ①宋…②龚… Ⅲ. ①内窥镜－应用
－耳疾病－人体解剖－图谱 Ⅳ. ①R764-64

中国版本图书馆 CIP 数据核字（2020）第 225207 号

人卫智网	www.ipmph.com	医学教育、学术、考试、健康， 购书智慧智能综合服务平台
人卫官网	www.pmph.com	人卫官方资讯发布平台

耳内镜解剖图谱
Erneijing Jiepou Tupu

著　　者：宋跃帅　龚树生
出版发行：人民卫生出版社（中继线 010-59780011）
地　　址：北京市朝阳区潘家园南里 19 号
邮　　编：100021
E - mail：pmph @ pmph.com
购书热线：010-59787592　010-59787584　010-65264830
印　　刷：北京顶佳世纪印刷有限公司
经　　销：新华书店
开　　本：710×1000　1/16　印张：9
字　　数：166 千字
版　　次：2020 年 12 月第 1 版
印　　次：2021 年 1 月第 1 次印刷
标准书号：ISBN 978-7-117-30885-4
定　　价：79.00 元

打击盗版举报电话：010-59787491　E-mail：WQ @ pmph.com
质量问题联系电话：010-59787234　E-mail：zhiliang @ pmph.com

作者简介

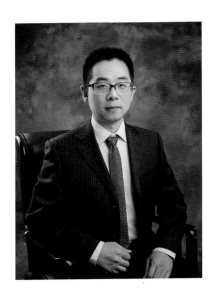

宋跃帅

博士,副主任医师

  毕业于南开大学,师从韩东一教授、戴朴教授,开展"立体视觉技术在耳显微外科的应用性研究"。2015 年起工作于首都医科大学附属北京友谊医院耳鼻咽喉头颈外科,从事耳显微、耳神经及侧颅底外科相关工作,承担颞骨解剖实验室的研究及教学工作。组织了 2016 年至 2018 年度国家级 I 类医学继续教育项目:友谊颞骨解剖及耳显微外科手术学习班。2018 年在美国 Creighton 大学师从何志洲教授,开展耳蜗毛细胞相关科研工作。获国家发明专利 1 项,实用新型专利 6 项;发表耳显微及耳神经外科相关论文 20 余篇;作为主编、副主编出版了《耳显微外科立体手术图谱》、《耳外科立体解剖图谱》、*Stereo Operative Atlas of Micro Ear Surgery* 等学术专著。作为立体视觉技术的临床应用顾问,于北京、上海、香港、汕头、加德满都(尼泊尔)等地多家医院开展培训工作。

作者简介

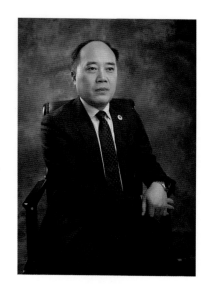

龚树生

博士，教授，博士研究生/博士后导师，主任医师

毕业于原同济医科大学，获医学博士学位。曾于香港大学玛丽医院及美国加州大学 San Diego 分校访学。现任首都医科大学附属北京友谊医院耳鼻咽喉头颈外科主任。曾任华中科技大学同济医学院附属协和医院耳鼻喉科教授、主任医师、博士生研究生导师、科副主任、科技处处长、同济医学院副院长，首都医科大学附属北京同仁医院耳鼻咽喉头颈外科教授、主任医师、博士生导师、耳科主任、耳科首席专家，耳鼻咽喉头颈外科中心副主任，首都医科大学科技处处长。现任中华医学会耳鼻咽喉头颈外科分会常委，中国医师协会耳鼻咽喉头颈外科分会常委，中国听力医学发展基金会第三届、第四届常务委员，北京市耳鼻咽喉头颈外科学会常务委员，世界卫生组织防聋合作中心常务委员、首席专家；并担任《中华耳鼻咽喉头颈外科杂志》耳科学组组长、*World Journal of Otorhinolaryngology-Head and Neck Surgery*、《中华全科医师杂志》、《临床耳鼻咽喉头颈外科杂志》、《中华耳科学杂志》(中、英文版)等多个专业学术期刊编委。

序

　　耳内镜时代已悄然而至。随着耳内镜外科技术的日趋成熟，耳外科手术的适应证、手术理念、手术方式乃至手术效果皆发生了巨大变化。耳内镜手术的优势是术野明亮、术区无死角，更适合术野狭小、结构精细、层次复杂、毗邻结构众多的耳部或颞骨深部手术。因此，耳内镜外科已是传统耳显微镜外科所不可替代的，是有利于实现耳外科微创理念、提高诊治效果的又一新兴技术。

　　然而作为新兴技术，我们应该客观看待其优势，同时也不应忽视至今尚未克服的局限性，如手术需经狭窄通道且只能单手操作、二维耳内镜下术者视觉与触觉存在差异、镜头易被遮盖、处理坚硬结构难度较大等。虽然现代高清影像设备和超细硬性内镜的出现，以及中耳通气理论、颞骨解剖和病理生理机制等方面的新进展，已经为耳内镜技术革新创造了条件，但是要顺利开展耳内镜相关手术，仍然必须充分了解耳内镜技术的特点，熟悉这种新的操作方式和思考逻辑，且须反复训练、实践，扬其长、避其短，这样才能最大程度地发挥耳内镜的作用，以推动该项技术的进一步发展和成熟。

　　本书系作者根据现有耳内镜解剖和手术的最新进展精心编撰而成。内容涵盖了耳内镜相关的器械准备、影像评估，并重点以详细的步骤展现了从外耳、中耳、内耳，直至小脑脑桥角的完整解剖。形式上，采用图谱的形式逐步展开：在中耳骨性结构部分，完整展示了干颅骨标本上中耳的结构，可以帮助读者了解中耳黏膜覆盖下的真实骨性结构，以加深读者对中耳解剖标志的理解程度；解剖采用新鲜冰冻标本，尽可能地模仿手术条件，并以细腻的解剖详细阐释了精巧的手术理念。本书的另两大特点是采用了全新设计的解剖顺序——使标本得以充分利用；再则精心设计了很多解剖操作，展示了一些比较难见到的解剖景象，如中耳的黏膜皱襞、中耳的通气系统、耳蜗的膜性外壁、耳蜗顶部的蜗孔、球囊、椭圆囊、前庭池的 5 个开口、Jacobson 神经与岩浅小神经、膝神经节与岩浅大神经等。这些简明易懂的精美解剖图不仅能给读者带来宝贵的耳内镜解剖知识，也能给读者带来美的享受。

　　本书是国内为数不多的耳内镜解剖图谱。若读者跟随作者的行文，较好地完成了耳内镜的解剖培训和实践，提高了耳内镜手术能力，则令人倍感欣慰。

郭东一

2020 年 11 月

前　言

人们在医疗方面对"微创"孜孜不倦的追求催生了内镜的发明和内镜下手术的出现,这也给患者带来了切实的益处。一直作为耳科检查和手术辅助工具的内镜近些年在基础研究和手术应用方面得到了迅猛发展,诸多学者对单纯内镜下或内镜、显微镜联合下手术进行了广泛而深入的探索。目前耳内镜下手术虽蒸蒸日上,但整体而言仍处于探索阶段,我们对未来的耳内镜下手术也只能看到模糊的影子。虽然耳科学专家预测其前景会比较明朗,但究竟未来会怎样,没人能回答,或许一切皆有可能。

解剖是手术的基石,耳内镜下手术也概莫能外。Marchioni 教授曾言:"你不**知道我们在内镜下做了多少解剖,才能得出现在的结论。**"我们相信,Marchioni教授所做的探索并非都是成功的,其中必然有被舍弃的术式和路径。因此,我们在积极探索时也不必在乎一城一池的得失,唯有坚持不断地探索、总结和创新,才能在大量的内镜下解剖实践和探索中总结淬炼出最合适的手术方式。

本书也是我们探索和总结的成果,同道们通过阅读会发现我们对内镜下耳科手术的特点理解可能有不够深刻之处,解剖器械可能安排得还不充分,解剖步骤也可能设计得不是完全合理。但希望通过本书能激发诸位同道或在理念方面有所启发,或在解剖路径方面另辟蹊径,乃至开发出了新的术式……这就是我们的目的——传播、交流、启迪与创新!我们在此展示了我们对于内镜下耳外科的理解,并非常希望能与有志于开展内镜下耳科手术的同道一起进行更为深入的探索,共同推进内镜下耳外科的发展。

宋跃帅

2020 年 10 月

目　录

1

内镜下颞骨骨性结构

　　了解颞骨的骨性结构是学习内镜下颞骨解剖的第一步。耳外科所涉及的解剖结构绝大部分都依附于或包埋于颞骨的骨性结构，内镜视野范围较小（相对于显微镜）且视野活动性大（移动、旋转），因而直接在内镜下观察术野很有可能在复杂的结构中、在不同的观察角度下、在不同的放大倍率下迷失方向，增加了理解内镜下解剖结构间相互关系的难度。

　　本章展示了去除软组织结构后的颞骨骨性结构，可以非常直观地观察到整个中耳、部分内耳及全部的内耳道骨性结构，便于读者建立关于内镜下解剖结构的整体印象。建议读者记住一些特征性明显的、具有指向性的、解剖变异较小的结构，以便在后期的阅读中将这些解剖结构作为定位和定向标志，如匙突、锥隆起、咽鼓管鼓室口、横嵴、垂直嵴等，通过这些定位和定向标志有助于协助读者辨别方位，降低对内镜下颞骨解剖结构的理解难度。

1.1　解剖设备和标本

　　内镜系统是耳内镜下解剖必备的设备之一，在颞骨骨性结构的探查中我们使用了如下设备和标本：

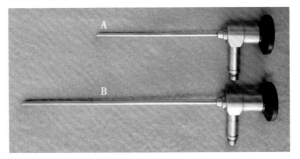

图 1.1.1　硬性内镜镜头
A. 30°内镜，外径＝3mm，长度＝110mm
B. 30°内镜，外径＝4mm，长度＝175mm

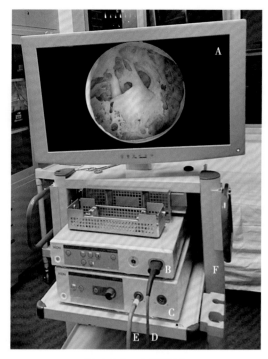

图 1.1.2　内镜系统

A. 26 英寸监视器（26″ high brightness XION）　B. 摄像主机（camera processor matrix HD3）
C. LED 冷光源（LED light sourc matrix LED duo）　D. 超高清摄像头线（cable for HD camera head）　E. 光导纤维（light cable）　F. 台车（trolley）

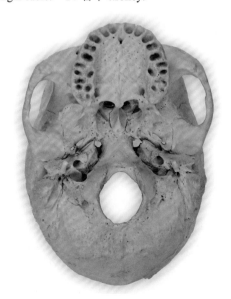

图 1.1.3　采集骨性结构图像所用的颅骨标本

1.2 颞骨骨性结构

所用标本为右侧颞骨。

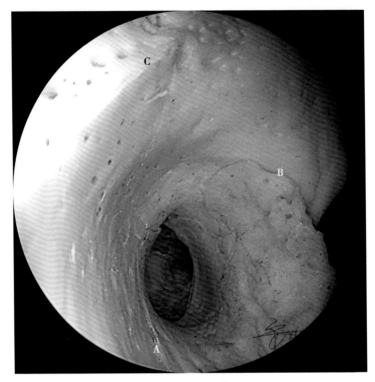

图 1.2.1　外耳道口
A. 鼓乳裂　B. 鳞鼓裂　C. Henle 棘

经外耳道口可见后方的鼓乳裂和前上方的鳞鼓裂。鼓乳裂深面为面神经垂直段，鳞鼓裂处常可见向后突出的外耳道前上棘。

- 鳞鼓裂（tympanosquamous fissure）：鼓部与颞鳞之间的裂隙。
- 鼓乳裂（tympanomastoid fissure）：鼓部后方与乳突部前下相接处。
- Henle 棘（Henle's spine）：又称道上棘（suprameatal spine），为颞线下方、骨性外耳道口后上方的一个骨性棘状突起，位置恒定，标志明显，是寻找筛区、定位鼓窦的重要标志。

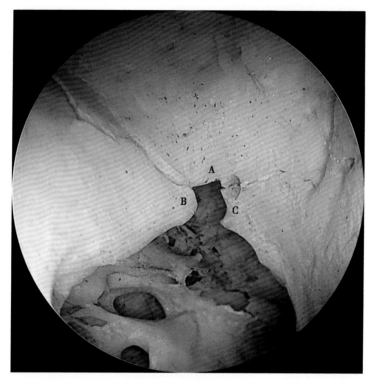

图 1.2.2　Rivinus 切迹
A. Rivinus 切迹　B. 鼓小棘　C. 鼓大棘

- Rivinus 切迹（notch of Rivinus）：鼓部上方长约 5mm 的缺口，也称鼓切迹（tympanic notch），此处无鼓沟及纤维软骨环，鼓膜直接附着于鳞部，为鼓膜松弛部所封闭。
- 鼓大棘、鼓小棘（large/ small tympanic spine）：Rivinus 切迹前、后方的骨性结构，也称鼓前棘、鼓后棘（anterior/ posterior tympanic spine）。

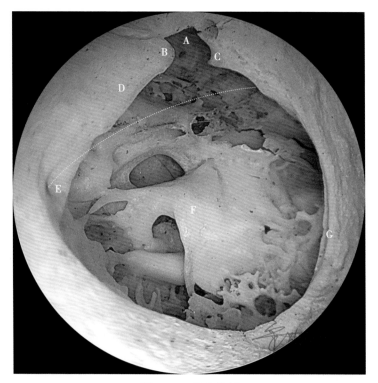

图 1.2.3　鼓室外侧
A. Rivinus 切迹　B. 鼓小棘　C. 鼓大棘　D. 上鼓室盾板
E. 后鼓索小管管口　F. 鼓岬　G. 鼓沟。黄虚线：模拟鼓索

- 鼓环（tympanic ring）：颞骨鼓部的一部分，通过鼓沟与鼓膜边缘的纤维软骨环衔接以固定鼓膜，其上部的缺损为 Rivinus 切迹。
- 鼓沟（tympanic sulcus）：鼓环上明显的浅沟。
- 上鼓室盾板（tympanic scutum）：上鼓室外侧壁，形似古代盾牌，分隔上鼓室与外耳道。
- 鼓岬（promontory）：鼓室内壁中部明显的隆起，为耳蜗底转侧壁凸向鼓室的部分。

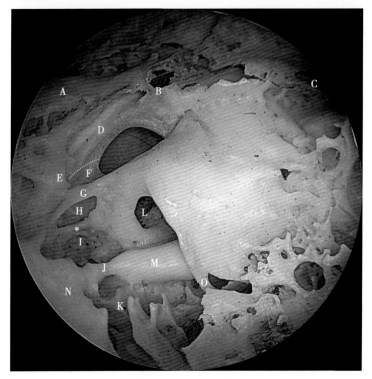

图 1.2.4　鼓室内壁

A．外半规管凸　B．匙突　C．咽鼓管鼓室口　D．面神经水平段骨管（外侧骨壁不完整）
E．锥隆起　F．后鼓室窦　G．岬小桥　H．上部鼓室窦　I．下部鼓室窦　J．岬下脚（不完整）
K．下鼓室窦　L．蜗窗龛　M．柱骨　N．茎突隆起　O．岬末脚　＊分隔鼓室窦的骨嵴。
黄色阴影：面神经水平段　红色阴影：鼓膜张肌及鼓膜张肌腱　白虚线：镫骨肌腱所在位置

● 上、中、下、前、后鼓室（superior/ middle/ inferior/ anterior/ posterior tympanic cavity）：以鼓膜紧张部边缘为界，以其上、下、前、后缘以上、下、前、后方的鼓室分别称为上、下、前、后鼓室，鼓膜紧张部内侧的鼓室为中鼓室。

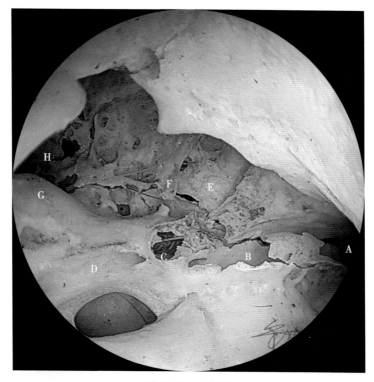

图 1.2.5 上鼓室
A. 咽鼓管鼓室口 　B. 鼓膜张肌半管 　C. 匙突 　D. 面神经水平段骨管
E. 上鼓室前间隙 　F. 齿突 　G. 外半规管凸 　H. 鼓窦入口及乳突气房

- 匙突（cochleariform process）：前庭窗前上方的匙状凸起，末端发出鼓膜张肌腱。

- 锥隆起（pyramidal eminence）：上后鼓室中部、平前庭窗高度的隆起，尖端有孔，有镫骨肌腱经此穿出。

- 岬小桥（promontory ponticulus）：连接锥隆起与鼓岬的骨嵴。

- 岬下脚（promontory subinculum）：连接茎突隆起与蜗窗龛后缘的骨嵴，分隔鼓室窦与下部鼓室窦。

- 岬末脚（finiculus）：连接蜗窗龛前柱与下鼓室底壁的骨嵴。

- 柱骨（fustis）：蜗窗龛底的光滑骨柱。

注：鼓室内较小的骨嵴，如岬小桥、岬下脚、岬末脚等，位置及大小变异较大，而匙突、锥隆起等结构则较为固定，变异较小。

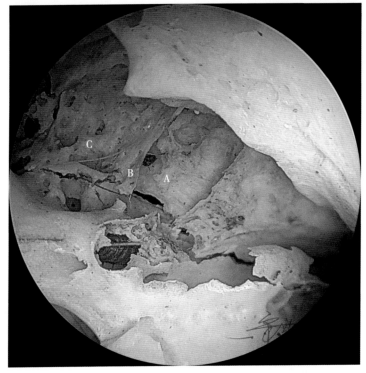

图 1.2.6　齿突与上鼓室
A. 上鼓室前间隙　B. 齿突　C. 上鼓室后间隙

● 齿突（cog）：从鼓室盖下垂至上鼓室的骨嵴，形状多变，将上鼓室分为上鼓室前间隙和上鼓室后间隙。

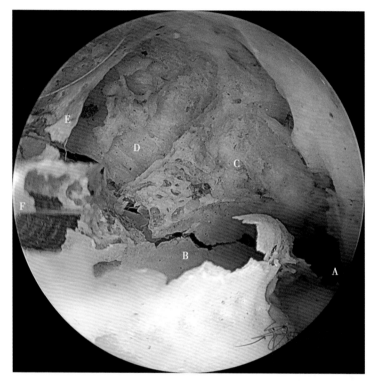

图 1.2.7　咽鼓管上隐窝与上鼓室前间隙
A. 咽鼓管　B. 鼓膜张肌半管　C. 咽鼓管上隐窝
D. 上鼓室前间隙　E. 齿突　F. 匙突

- 上鼓室前、后间隙（anterior/ posterior epitympanic space，AES/PES）：以齿突为界，位于齿突之前的上鼓室称为上鼓室前间隙，其后的上鼓室称为上鼓室后间隙，二者均由胚胎期内侧囊发育而来。
- 上鼓室上单位与下单位：见"3.4 鼓室解剖"。

　　匙突与鼓膜张肌半管外侧存在一黏膜皱襞，即鼓膜张肌皱襞，该结构分隔上鼓室前间隙与咽鼓管上隐窝。鼓膜张肌皱襞的位置决定了上鼓室前间隙与咽鼓管上隐窝的相对大小：当鼓膜张肌皱襞越垂直、越靠近上鼓室前间隙一侧时，上鼓室前间隙的空间就越被压缩；反之，当鼓膜张肌皱襞越呈水平位，则咽鼓管上隐窝的空间越被压缩，甚至消失。上鼓室前间隙与咽鼓管上隐窝的大小取决于鼓膜张肌皱襞的实际位置，图 1.2.7 为干性骨标本，故仅演示上鼓室前间隙与咽鼓管上隐窝的关系，并不代表二者真正的大小和位置。

　　● 上鼓室窦（epitympanic sinus）：上鼓室前间隙内侧壁上恒定的小窝，内侧紧邻面神经膝神经节，可作为面神经膝神经节的定位标志之一。鼓室、上鼓室、上鼓室前间隙、上鼓室窦范围依次减小。

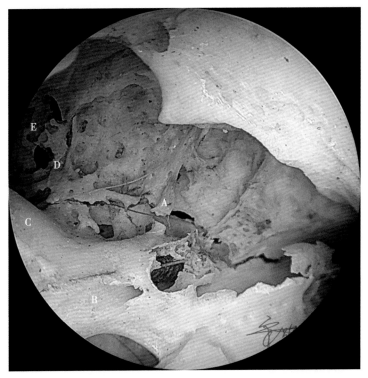

图 1.2.8　上鼓室后间隙
A. 齿突　B. 面神经水平段骨管　C. 外半规管凸
D. 鼓窦入口　E. 乳突气房

　　上鼓室后间隙为齿突后方的上鼓室，涉及的主要结构包括外半规管凸、鼓窦入口、鼓室盖等。

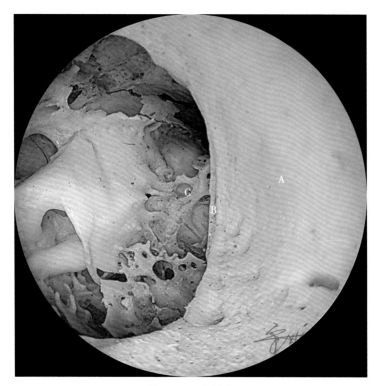

图 1.2.9 前鼓室
A. 外耳道前壁 B. 鼓沟 C. 前鼓室

前鼓室为位于鼓膜紧张部前缘前方的鼓室,上界为匙突、鼓膜张肌半管和鼓膜张肌皱襞,后界为鼓岬,下方为下鼓室,前方包括咽鼓管上隐窝和咽鼓管鼓室口两个部分。

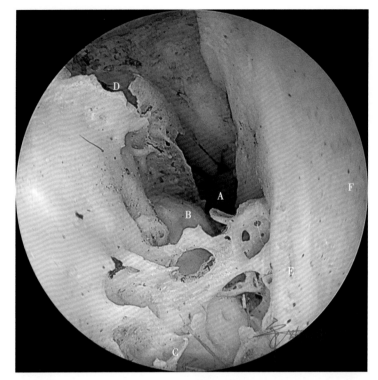

图 1.2.10　前鼓室内结构
A. 咽鼓管　B. 颈内动脉骨管　C. 下鼓室骨嵴及气房
D. 鼓膜张肌半管　E. 鼓沟　F. 外耳道前壁

- 咽鼓管（Eustachian tube/ pharyngotympanic tube/ auditory tube）：鼻咽部与中耳沟通的管道，分为外侧 1/3 的骨部和内侧 2/3 的软骨部，鼻咽部和中耳的开口分别为咽口和鼓室口，咽鼓管软骨部周围有腭帆张肌（tensor veli palatini muscle）、腭帆提肌（levator veli palatini muscle）和咽鼓管咽肌（salpingopharyngeal muscle）附着，司咽鼓管的开闭。
- 咽鼓管隔（septum of Eustachian tube）：咽鼓管骨部自前缘发出的薄骨片，分隔咽鼓管与鼓膜张肌半管。
- 鼓膜张肌半管（semicanal of tensor tympanic muscle）：容纳鼓膜张肌的骨性半管，位于咽鼓管上方。

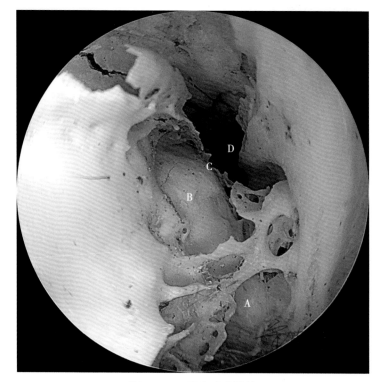

图 1.2.11　颈内动脉骨管

A. 颈内动脉骨管（垂直段）　B. 颈内动脉骨管（转折处）

C. 颈内动脉骨管（水平段）　D. 咽鼓管

颈内动脉经颞骨岩部下方的颈内动脉管外口进入颞骨，上升至耳蜗高度后折向前内方，转为颞骨内水平段。

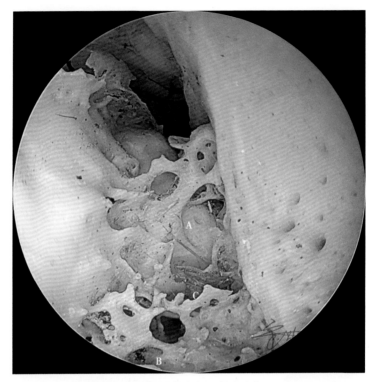

图 1.2.12　前鼓室与下鼓室交界处
A. 颈内动脉骨管　B. 下鼓室　C. 下鼓室骨嵴

- 颈动脉壁（carotid wall）：鼓室前壁又称颈动脉壁，上宽下窄，上部为鼓膜张肌半管和咽鼓管鼓室口，下方仅靠一菲薄骨片与颈内动脉隔开。
- 鼓室下隐窝（infratympanic recess）：鼓室前壁与下壁交界处形成的向后开放的锐角，相当于光锥所指的部位。
- 颈静脉壁（jugular wall）：鼓室下壁又称颈静脉壁，分隔鼓室与颈静脉球，前起鼓室下隐窝，后达茎突隆起，其厚度取决于颈静脉球的位置和大小。

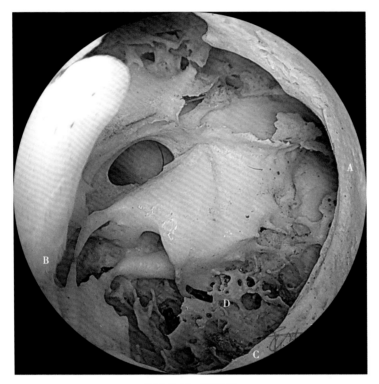

图 1.2.13　下鼓室
A. 外耳道前壁　B. 外耳道后壁　C. 外耳道下壁　D. 下鼓室

下鼓室凹凸不平,骨嵴及气房明显多于前鼓室,骨嵴下方深面即为颈静脉球穹隆,颈静脉球高位时可突入鼓室,直接成为下鼓室的底。

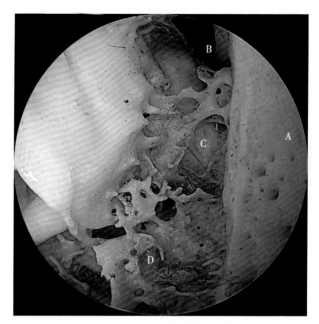

图 1.2.14　下鼓室骨嵴及气房

A. 外耳道前下壁　B. 咽鼓管　C. 颈内动脉骨壁　D. 下鼓室骨嵴及气房

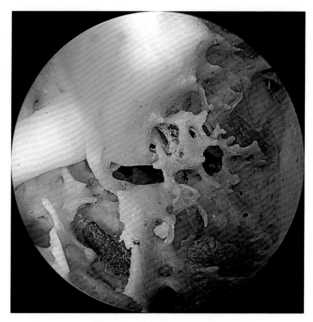

图 1.2.15　下鼓室（近观）

可见下鼓室内存在多量形态不规则的骨嵴和气房

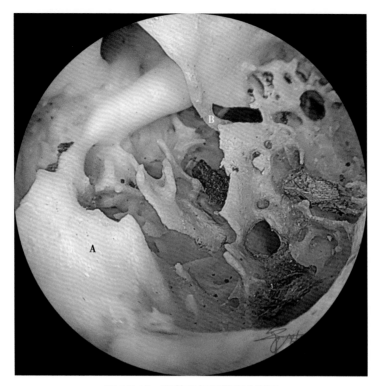

图 1.2.16　下鼓室与后鼓室交界处
A. 茎突隆起　B. 岬末脚

- 茎突隆起（styloid eminence）：鼓室后壁、下壁交界处的隆起。
- 茎突复合体（styloid complex）：锥隆起、鼓索隆起、茎突隆起的总称，位于下后鼓室，由第 2 鳃弓软骨发育而来。
- 锥隆起（pyramidal eminence）：上后鼓室中部、平前庭窗高度的隆起，尖端有孔，有镫骨肌腱经此穿出。
- 鼓索隆起（chordal eminence）：锥隆起外侧的隆起，其尖端为后鼓索小管向鼓室的开口。
- 锥体嵴（pyramidal crest）：连接锥隆起与茎突隆起的骨嵴。
- 鼓索嵴（chordal crest）：连接锥隆起和鼓索隆起的骨嵴，分隔上方的面隐窝和下方的外侧鼓室窦。
- 茎突嵴（styloid crest）：连接茎突隆起与鼓索隆起的骨嵴。

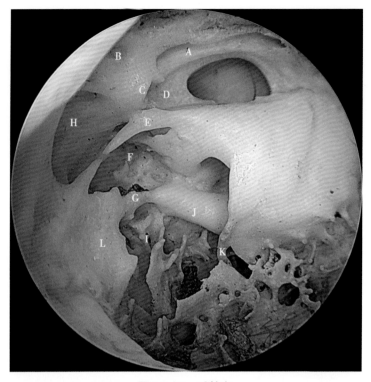

图 1.2.17　后鼓室

A. 面神经水平段骨管　B. 面隐窝　C. 锥隆起　D. 后鼓室窦
E. 岬小桥　F. 鼓室窦　G. 岬下脚　H. 外侧鼓室窦　I. 下鼓室窦
J. 柱骨　K. 岬末脚　L. 茎突隆起

　　岬下脚将后鼓室分为上后鼓室和下后鼓室。上后鼓室以锥隆起为中心，锥隆起外侧、鼓索嵴上方为面隐窝，下方为外侧鼓室窦；锥隆起内侧、岬小桥上方为后鼓室窦，下方为鼓室窦；下后鼓室的主要间隙为下鼓室窦。后鼓室是内镜下耳外科手术重点需要学习的部分，解剖结构众多，关系复杂，解剖变异多见。

　　● 后鼓室窦（posterior tympanic sinus）：岬小桥上方、前庭窗后方的凹陷。

　　● 锥下间隙（subpyramidal space）：后鼓室窦后方、锥隆起内侧的隐窝，可以不存在也可以非常宽大，变异很大。

　　● 鼓室窦（sinus tympani）：前方为骨迷路，后方为茎突复合体，上方为岬小桥，下方为岬下脚。

　　● 下鼓室窦（sinus hypotympanicus）：鼓室窦下方的凹陷，内侧为鼓岬，后方为茎突隆起，上方为岬下脚，下方为岬末脚。

● 面隐窝（facial recess）：又名锥隆起上隐窝（superapyramidal recess），位于砧骨窝、锥隆起、鼓索隆起之间的骨性隐窝，上界为砧骨窝，内侧界为面神经垂直段，外侧界为鼓索。面隐窝、外侧鼓室窦位于面神经垂直段外侧，后鼓室窦、鼓室窦、下鼓室窦位于面神经垂直段及锥曲段内侧。

● 外侧鼓室窦（lateral tympanic sinus）：面隐窝下方的凹陷，外侧鼓室窦以鼓索嵴与面隐窝相隔，以锥隆起嵴与鼓室窦相隔。

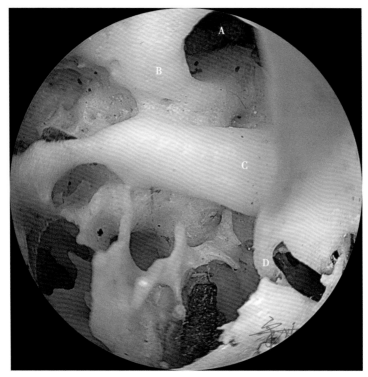

图 1.2.18　柱骨
A. 蜗窗　B. 后柱　C. 柱骨　D. 岬末脚

● 蜗窗（cochlear window）：又名圆窗（round window），为耳蜗底转鼓阶的组成部分，由蜗窗膜封闭以分隔中耳和内耳。

● 蜗窗龛（cochlear window niche）：蜗窗周围的骨性浅凹，蜗窗位于凹陷的最深处。

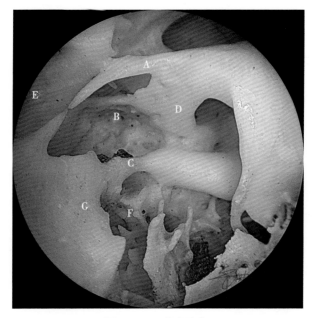

图 1.2.19　茎突隆起
A. 岬小桥　B. 鼓室窦　C. 岬下脚　D. 蜗窗龛后柱
E. 外侧鼓室窦　F. 下鼓室窦　G. 茎突隆起

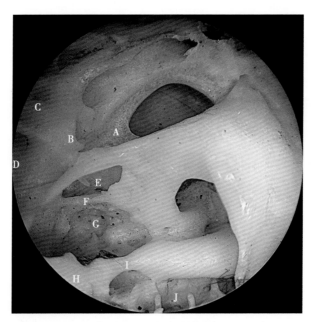

图 1.2.20　分隔型鼓室窦
A. 后鼓室窦　B. 锥隆起　C. 面隐窝　D. 外侧鼓室窦　E. 上部鼓室窦
F. 分隔鼓室窦的骨嵴　G. 下部鼓室窦　H. 茎突隆起　I. 岬下脚　J. 下鼓室窦

鼓室窦按形状可分为：

（1）经典型：鼓室窦位于岬小桥和岬下脚、面神经、鼓岬之间。

（2）汇合型：岬小桥不完整或消失，鼓室窦与后鼓室窦直接相通。

（3）受限型：颈静脉球高位，鼓室窦被向上压缩。

鼓室窦按深度可分为：

（1）A 型：小型鼓室窦，鼓室窦的后界位于面神经垂直段之前、深度不超过面神经内界，占 8%。

（2）B 型：中型鼓室窦，鼓室窦的后界位于面神经垂直段内侧，但不超过面神经的后界，占 74%。

（3）C 型：大型鼓室窦，鼓室窦的后界越过了面神经垂直段的后界，占 18%。

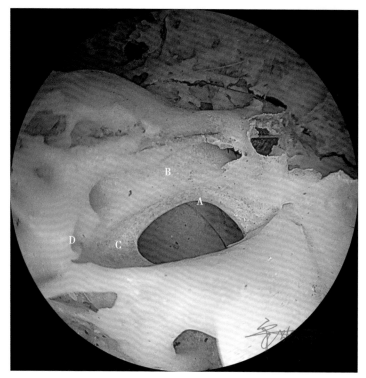

图 1.2.21　前庭窗龛区
A. 前庭窗　B. 面神经水平段骨管　C. 后鼓室窦　D. 锥隆起

- 前庭窗（vestibular window）：前庭通向中耳的开口，由镫骨足板及其周围的环韧带封闭。

- 前庭窗龛（vestibular window niche）：围绕前庭窗的骨性凹陷。

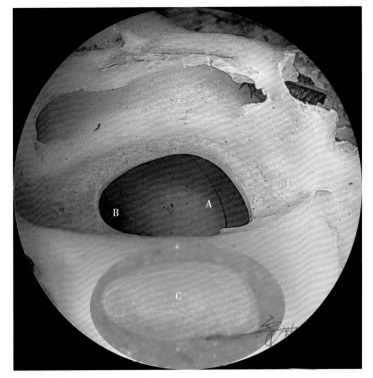

图 1.2.22　前庭窗
A. 前庭池内壁　B. 总脚开口　C. 镫骨足板（取下的镫骨标本，从前庭内侧 / 从下向上看）

　　从图中可见前庭窗并非规则的椭圆形，而是类似人类的脚底形状，后端钝圆似脚跟，前端有一向前下凸起的尖角，似踇指；与之对应的镫骨足板形状也类似，嵌附于前庭窗内。

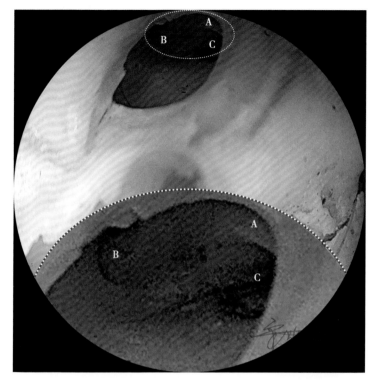

图 1.2.23　前庭内壁半规管开口(从上向下, 从前向后看)
A. 外半规管单脚开口　B. 后半规管壶腹端　C. 总脚开口

　　经前庭窗从前向后观察前庭内部,可见后半规管、外半规管和总脚的开口。未经过显微镜下颞骨解剖培训、未建立起关于颞骨的立体空间构象时理解本图较为困难,而掌握了相关知识的读者可以在思维中补全图中未显示的后半规管、总脚、外半规管等结构的走行方向,较容易理解。

　　● 单脚(crus simplex):外半规管通过两个开口与前庭相通,膨大的一端为壶腹端,非膨大的一端为单脚,单脚连接前庭池,其入口即为外半规管单脚开口。

　　● 总脚(crus commune):前半规管与后半规管非壶腹端骨管末端汇合成一个管腔通入前庭,此共同通道即为总脚,总脚亦汇入前庭。

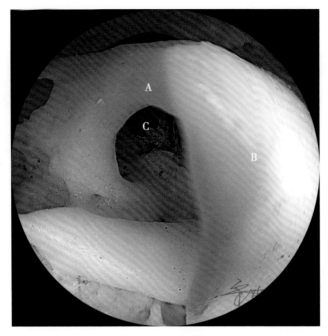

图 1.2.24　蜗窗区
A．蜗窗龛　B．鼓岬　C．蜗窗

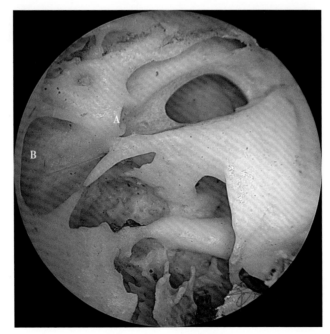

图 1.2.25　外侧鼓室窦
A．锥隆起　B．外侧鼓室窦

外侧鼓室窦位于面神经隐窝下方,二者之间以鼓索嵴分隔开;内侧为鼓室窦,二者之间以锥体嵴分隔开。

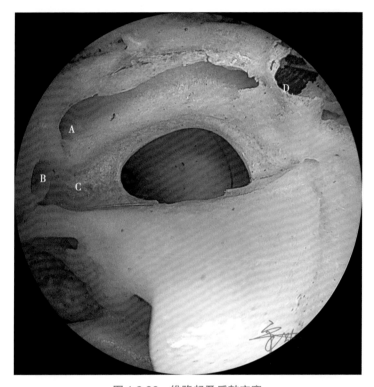

图 1.2.26　锥隆起及后鼓室窦
A. 面神经水平段骨管　B. 锥隆起内骨管(镫骨肌腱经此穿出)
C. 后鼓室窦　D. 匙突

● 锥下间隙(subpyramidal space):即锥隆起深面的隐窝,其大小(尤其是深度)变异较大。

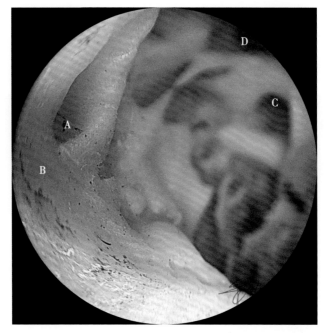

图 1.2.27　后鼓索小管开口

A. 后鼓索小管开口　B. 外耳道后壁　C. 蜗窗　D. 前庭窗

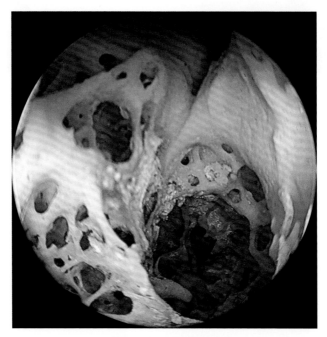

图 1.2.28　乳突气房

因无听小骨的限制，此处可以使用内镜经鼓窦入口由前向后观察乳突腔，该例标本乳突气化良好，可见位于中央较大的鼓窦及位于周边大小不一的小气房。

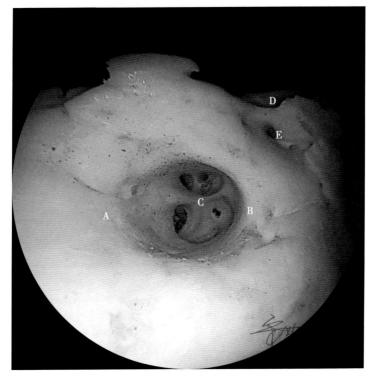

图 1.2.29　内耳道口（右）

A. 内耳道口前唇（圆钝）　B. 内耳道口后唇（锐利）　C. 内耳道底
D. 岩上沟（容纳岩上窦）　E. 弓下动脉小管 / 岩乳管（容纳弓下动脉）

● 内耳道（internal acoustic meatus）：位于岩骨内，开口于岩部后面中部，是一个骨性盲管，向内开口于内耳道口，向外被内耳道底封闭，长约 10mm，内有面神经、蜗神经及前庭神经穿行；内耳道底为一横嵴分为上、下两区，上区较下区小，且又被一垂直嵴（Bill's bar）分为前、后两部分。

● 内耳道口（internal acoustic port）：即内耳门，位于岩部后面中部，为内耳道的颅内端开口，扁圆形，后缘较锐利且向前突起，前缘较平坦、无明显边缘。

● 内耳道底（fundus of internal acoustic meatus）：内耳道外侧盲端，其外侧面为内耳内壁。

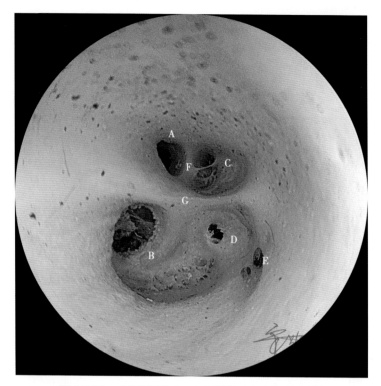

图 1.2.30　内耳道底（右，由内耳道口向内耳道底看）
A. 面神经骨管　B. 蜗神经区（不完整）　C. 前庭上神经区　D. 前庭
下神经区（不完整）　E. 后壶腹神经骨管　F. 垂直嵴　G. 横嵴

　　图 1.2.30 透过不完整的蜗神经区和前庭下神经区骨板可见到外侧的耳蜗
管腔和部分前庭腔。

　　对内耳道底结构的识别是一个难点。观察内耳道底只能经内耳道口由内
向外看，内耳道底的结构、方位及侧别的判定方法如下：

　　（1）横嵴：横贯内耳道底部，因而无论图片如何旋转，只要看到一条横贯
内耳道底的骨嵴就可以确定该结构（图 1.2.30 中 G）。

　　（2）垂直嵴：横嵴将内耳道底分为上下两部分，垂直嵴与横嵴相交且垂
直（图 1.2.30 中 F），垂直嵴仅存在于内耳道底上部。因此，先确定横嵴后，再
看内耳道底上被分开的两部分中，哪一块还存在一个与横嵴垂直的骨嵴（图
1.2.30 中 F），那么这个部分就是内耳道底上部，相对应的另一部分的就是内耳
道底下部。

　　（3）蜗神经区：由于耳蜗的螺旋状构造，造成蜗神经区在外形上也是一个
相对应的螺旋状，且表面具有特征性的筛孔，以便通行蜗神经纤维束（图 1.2.30
中 B）。

（4）面神经骨管是唯一以整体形式贯穿内耳道底的结构，因而在内耳道底上表现为一个直径较大的圆孔（图1.2.30中A）。

（5）面神经和蜗神经位于内耳道底前部，因此依靠面神经和蜗神经即可定位前、后方向。将前、后方位类比至中耳，则内耳道底上的面神经骨管和蜗神经区靠近前方的鼓室一侧，而内耳道底上的前庭上、下神经区靠近后方的乳突一侧。

（6）后壶腹神经骨管，该骨管通行前庭下神经的分支——后壶腹神经，支配后半规管壶腹，该骨管与面神经骨管位置对角呼应，面神经位于内耳道底前上方，后壶腹神经骨管位于内耳道底后下方，面神经骨管直径数倍于后壶腹神经骨管。

（7）前庭神经分为前庭上神经和前庭下神经，二者末端附着于内耳道底，并经内耳道底的小骨孔连接前庭感觉器官。横嵴将前庭神经区分为前庭上神经区和前庭下神经区，二区在内耳道底上平坦没有特征，这也就是其最大的特征。前庭下神经区后外方有后壶腹神经骨管，非常恒定。前庭上、下神经区位于内耳道底后部，紧邻乳突。

（8）至此，内耳道底上、下、前、后方位及包含的结构均已明确，依次可判断内耳道底所属的侧别。由内向外看（从内耳道口向内耳道底看），蜗神经区及面神经管区位于观察者右手侧者为左耳，反之，位于观察者左手侧者为右耳。

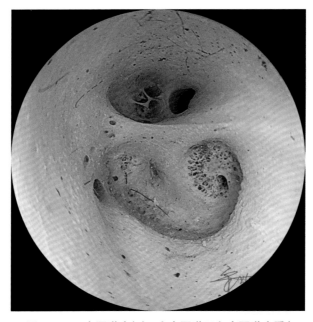

图1.2.31　内耳道底（左，由内耳道口向内耳道底看）

试对比图 1.2.30 和图 1.2.31，明确左、右侧差异并识别其中的结构。

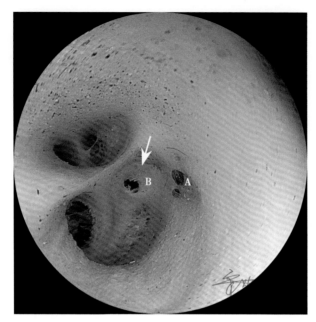

图 1.2.32　后壶腹神经骨管
A. 后壶腹神经骨管　B. 前庭下神经区骨板（不完整）

　　后壶腹神经从前庭下神经分出后单独经后壶腹神经骨管连接后半规管壶腹端，前庭下神经的其他分支连接球囊斑。内耳道底的外侧面即为内耳内壁，图 1.2.32 透过菲薄及部分破裂的前庭下神经区骨壁可见前庭池（白箭头）。

2

内镜解剖相关影像

　　不同于可见光的成像原理,CT、MRI等医学影像技术不囿于表面结构的遮挡,可以探测到颞骨深部结构的信息,为解剖及手术提供非常重要的参考资料,是学习颞骨解剖的重要内容之一。需要注意的是解剖知识、解剖实践、影像知识三者是相互关联、相互促进的。学习颞骨解剖理论知识可以快速建立关于颞骨解剖的基本知识体系,这一知识体系进一步可以通过解剖实践得到验证并获得直观的印象,影像图像则可以穿透表面直达深层,从而进一步加深对原有知识体系的理解,最终达到在思维中形成关于颞骨的立体空间构象的目标。单纯想通过学习其中某一种方式就掌握其他两方面是比较难的,从以上三方面循环往复、全面掌握各结构之间的关系相对而言更科学、更高效。

　　本篇将介绍内镜解剖所涉及解剖结构的颞骨螺旋CT表现,并从影像解剖的角度探讨内镜可处理的范围。未来,随着耳内镜外科的进步以及器械、设备、理念和技术的不断提高,内镜技术必然会取得更大的进展,可处理的临床问题也必将越来越广泛。

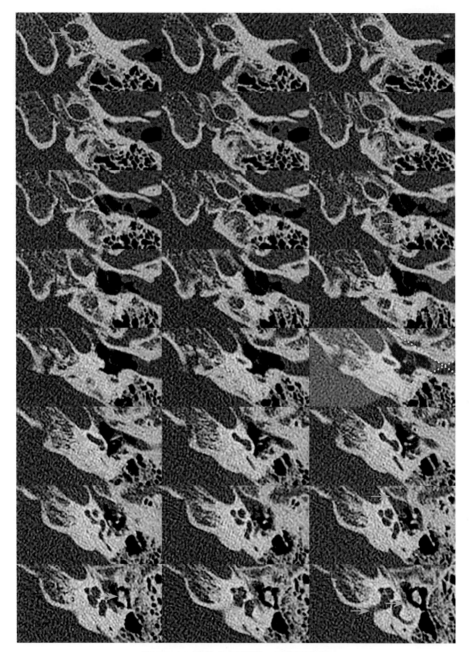

图 2.0.1　轴位左侧颞骨 CT 连续层面

从左上至右下为解剖位置由下向上。黄色半透明区：为理论上内镜下经耳道可以到达的区域，也即理论适用范围。橙色箭头：理论上可处理的解剖结构，包括颈静脉球、颈内动脉、蜗水管、耳蜗、前庭、鼓室、咽鼓管、面神经、内耳道等

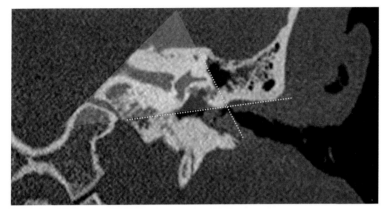

图 2.0.2 冠状位左侧颞骨 CT 表现
黄色半透明区：理论上内镜下经耳道可以到达的区域

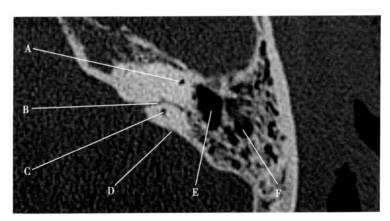

图 2.0.3 前半规管的水平位 CT 表现 (左)
A. 前半规管壶腹端 B. 弓下动脉小管 / 岩乳管 C. 前半规管总脚端
D. 岩骨后缘 E. 鼓窦 F. 乳突气房

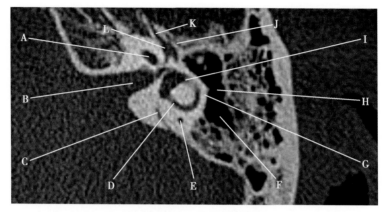

图 2.0.4　前庭、外半规管及后半规管的水平位 CT 表现（左）
A. 耳蜗底转　B. 内耳道　C. 前庭小管　D. 外半规管单脚　E. 后半规管
F. 鼓窦　G. 外半规管凸　H. 鼓窦入口　I. 外半规管壶腹端　J. 岩浅小神经
K. 岩浅大神经　L. 面神经膝神经节

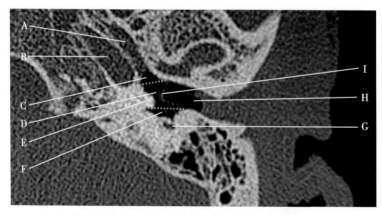

图 2.0.5　前、中、后鼓室的水平位 CT 表现（左）
A. 咽鼓管　B. 颈内动脉水平段　C. 前鼓室　D. 中鼓室　E. 鼓岬
F. 后鼓室　G. 面神经垂直段　H. 外耳道　I. 鼓膜
绿虚线：鼓膜紧张部边缘向鼓室内的延长线

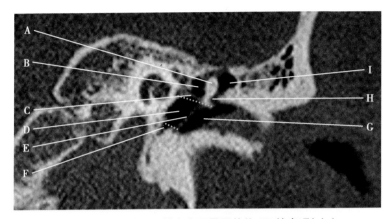

图 2.0.6　上、中、下鼓室在颞骨冠状位 CT 的表现（左）

A. 锤骨头　B. 上鼓室　C. 鼓膜张肌腱　D. 中鼓室　E. 鼓膜　F. 下鼓室
G. 外耳道　H. Prussak 间隙　I. 上鼓室盾板内侧的上鼓室
绿虚线：鼓膜紧张部边缘向鼓室内的延长线

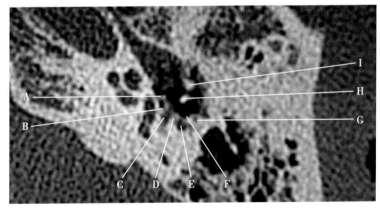

图 2.0.7　后鼓室窦与面隐窝在颞骨水平位 CT 的表现（左）

A. 镫骨前脚　B. 镫骨后脚　C. 后鼓室窦及锥下间隙　D. 锥隆起
E. 面神经垂直段　F. 面隐窝　G. 鼓索　H. 砧骨长脚　I. 锤骨柄

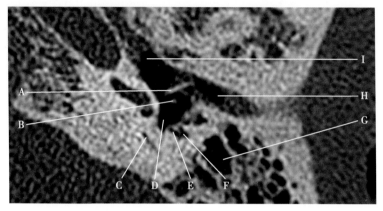

图 2.0.8　鼓室窦在颞骨水平位 CT 的表现（左）
A. 锤骨柄　B. 砧骨长脚末端　C. 蜗小管　D. 鼓室窦　E. 镫骨肌
F. 面神经垂直段　G. 鼓窦　H. 外耳道　I. 咽鼓管鼓室口

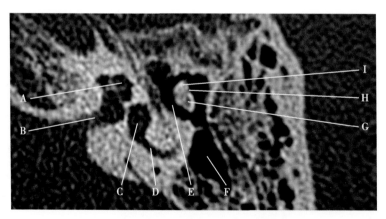

图 2.0.9　锤砧关节在颞骨水平位 CT 的表现（左）
A. 耳蜗　B. 内耳道　C. 前庭池　D. 外半规管单脚　E. 听小骨内侧上鼓室
F. 鼓窦　G. 砧骨体　H. 砧镫关节　I. 锤骨头

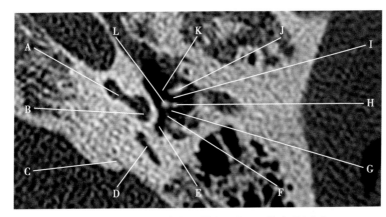

图 2.0.10　砧骨在颞骨水平位 CT 的表现（左）
A. 上鼓室前间隙　B. 砧骨长脚　C. 砧骨体　D. 砧骨短脚
E. 砧骨窝　F. 后拱柱　G. 上鼓室盾板

图 2.0.11　砧镫关节在颞骨水平位 CT 的表现（左）
A. 耳蜗底转　B. 蜗窗　C. 前庭小管　D. 后半规管　E. 鼓室窦
F. 镫骨肌腱　G. 后鼓峡　H. 砧骨长脚末端　I. 前鼓峡　J. 锤骨柄
K. 中鼓室　L. 镫骨头

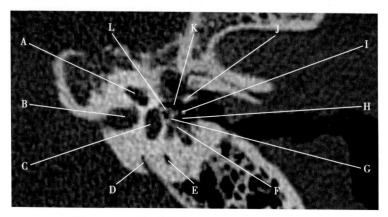

图2.0.12　砧镫关节在颞骨轴位CT的表现（左）

A. 耳蜗　B. 内耳道　C. 前庭池　D. 前庭小管　E. 后半规管

F. 锥隆起　G. 镫骨后脚　H. 后鼓峡　I. 砧骨长脚末端

J. 锤骨柄　K. 前鼓峡　L. 镫骨前脚

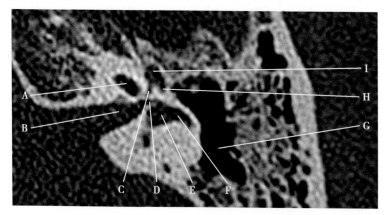

图2.0.13　面神经膝神经节在颞骨轴位CT的表现（左）

A. 耳蜗　B. 内耳道　C. 面神经迷路段　D. 前庭上神经　E. 前庭池

F. 外半规管壶腹端　G. 鼓窦　H. 面神经水平段　I. 面神经膝神经节

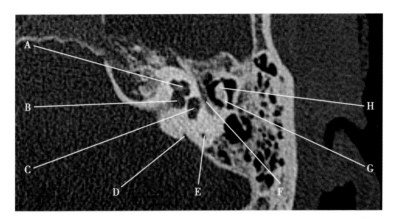

图 2.0.14　面神经水平段在颞骨轴位 CT 的表现（左）
A. 耳蜗　B. 蜗轴　C. 耳蜗底转　D. 前庭小管　E. 后半规管
F. 面神经水平段　G. 砧骨短脚　H. 锤骨头

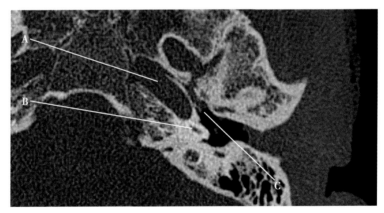

图 2.0.15　颈内动脉水平段在颞骨轴位 CT 的表现（左）
A. 颈内动脉水平段　B. 耳蜗底转　C. 咽鼓管鼓室口

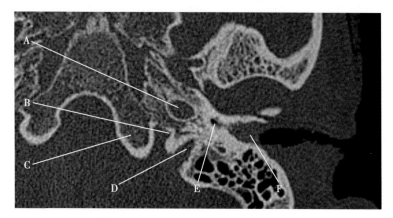

图 2.0.16　颈内动脉垂直段与颈静脉球在颞骨轴位 CT 的表现
A. 颈内动脉垂直段　B. 蜗水管内口　C. 枕骨　D. 颈静脉球
E. 下鼓室　F. 外耳道

3
耳内镜解剖

关于内镜下解剖与显微镜下解剖，笔者推荐先做好一定数量的显微镜下颞骨解剖，而后再练习耳内镜解剖。其原因类似观察地图，观察一个省的地图时，可以很方便地了解省内市、县的内在信息，但是对于外部信息，如该省处于国家的哪个方位、与哪几个邻省接壤、地形地势是如何变化的、省内县市与邻省的哪几个县市相接等问题就难以回答了。显微镜的最大视野大于内镜，相当于能看到地图上全国范围，便于全面观察解剖结构间的关系；内镜下视野相对较小，便于观察特定区域，相当于只能看到地图上省一级的范围，但对于视野范围外的结构，需要自己在思维中"补齐"。因而推荐读者先练习显微镜下颞骨解剖，全面掌握颞骨自身各个部位的解剖结构及颞骨与周围结构的关系，建立起关于颞骨及相关结构的整体印象，继而再实施内镜下解剖。

内镜下解剖与常规的显微镜下解剖有很多不同点：

（1）观察方式不同：显微镜是正锥形视野（口大底小），内镜是倒锥形视野（口小底大）。

（2）观察媒介不同：显微镜下解剖时，解剖者观察的是显微镜的目镜，而内镜下解剖时，解剖者观察的是对面的显示器屏幕。

（3）解剖范围不同：显微镜可以处理与颞骨相关的任何区域，内镜目前能处理的范围局限于不需要大量磨骨即可达到的区域，如中耳、内耳、内耳道底等。

（4）操作方式不同：显微镜下解剖以双手操作为主，内镜下解剖以单手操作为主。

（5）解剖器械不同：显微镜下的解剖器械，有些可以应用于内镜下解剖，如钩针、刮匙等，有些则不适用内镜下解剖，如大直径钻头；目前针对内镜下解剖所设计的专用器械仍然不丰富，兼用显微镜下解剖器械的情况可能还要持续一段时间。

（6）观察时的限制因素不同：显微镜的观察方式限制了其对于一些隐蔽角落的观察，内镜的观察方式则可以通过灵活更换不同角度的内镜来观察这些隐蔽的角落,但内镜观察也受相关因素的制约,如,术野内的液滴、碎屑、甚至温度和湿度变化等都会影响内镜的观察。内镜下解剖基于显微镜下解剖,又不同于显微镜下解剖,从显微镜下解剖过渡到内镜下解剖,需要一定的时间来适应这些不同和变化。

显微镜解剖与内镜解剖的关系:显微镜与内镜均为观察术野的有效方法,在颞骨解剖时,二者可以相辅相成,二者不是相互排斥、无法兼容的关系。当以显微镜解剖为主时,内镜可以协助观察鼓室窦、内耳道底、内耳内壁等隐蔽区域的结构;当以内镜解剖为主时,显微镜可以协助完成需要磨骨较多的步骤,安全、高效地为内镜打开通道,便于内镜下进一步观察和解剖。因而读者需要仔细体会两种观察方式带来的不同操作特点,最终目标是要达到各取所长、灵活应用的目的,发挥"1+1>2"的效果。

3.1 解剖设备及器械

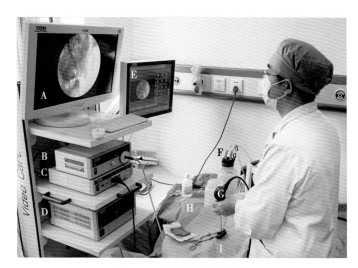

图 3.1.1　解剖设备及场地
A. 26 英寸全高清 LED 背光监视器　B. 氙灯冷光源(XENON NOVA)　C. 摄像主机(IMAGE 1 CONNECT)　D. 录像系统(Storz AIDA compact system)　E. 录像系统监视屏　F. 负压吸引系统　G. 三晶片全高清摄像头(IMAGE 1 H3-Z SPIES)　H. 器械台　I. 标本

解剖场地的布置灵活多样,一般需要考虑的因素有:

(1)操作者的姿势,内镜下解剖时,操作者可采用坐姿,亦可使用站姿,取决于解剖时间的长短、标本的固定方式,以及操作者的偏好等,长时间操作时推荐使用坐姿,便于保持体力。

（2）显示器要放在操作者的对侧，高度要与术者眼睛的高度平齐，便于观察。

（3）解剖台及器械需放置在操作者单手可触及的范围内，便于更换器械。

（4）摄录开关、负压吸引开关等需要设置在操作者能控制的范围内。

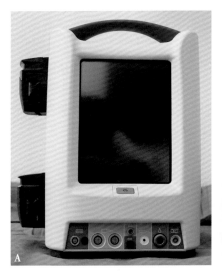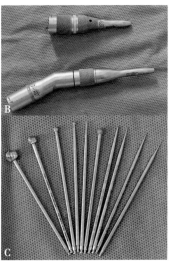

图 3.1.2　动力系统

A. 电钻主机　B. 手柄　C. 钻头

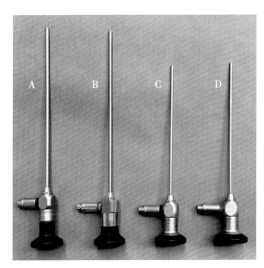

图 3.1.3　硬性内镜镜头

A. 45°内镜，外径 = 4mm，长度 = 175mm

B. 30°内镜，外径 = 4mm，长度 = 175mm

C. 45°内镜，外径 = 3mm，长度 = 140mm

D. 30°内镜，外径 = 3mm，长度 = 140mm

推荐初学者将 4mm 内镜作为主力设备,原因有:

(1)与直径为 4mm 的内镜相比,直径为 3mm 的内镜在视野大小、亮度方面都要逊色一些,不便于全面观察术腔。

(2)4mm 内镜镜杆的强度更高,不容易损坏,对误操作的容忍度更高。

(3)4mm 内镜较为粗大,不容易进入到术腔深部,因而间接避免了内镜可能对深部结构造成的损伤。

(4)3mm 内镜的优点在于直径较小,便于通过一些狭窄的缝隙,或应用于外耳道较窄的病例,由于 3mm 内镜与 4mm 内镜具有通用的摄像头,因而,在观察隐蔽的角落或需要通过狭窄的空间时,可以简单迅速更换为 3mm 内镜,以弥补 4mm 内镜的局限,且不会影响操作的进度。

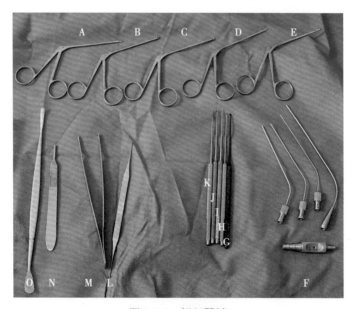

图 3.1.4　解剖器械

A. 显微剪　B. 翘头杯状咬钳　C. 直头杯状咬钳　D. 麦粒钳　E. 锤骨头剪
F. 吸引器头　G. 圆刀　H. 钩针　I. 直针　J. 鼓膜铺平器　K. 中耳剥离子
L. 刮匙　M. 解剖镊　N. 刀柄　O. 骨膜剥离子

注:图 3.1.4 仅列出常规耳外科手术器械,但由于内镜解剖的特殊性,这些解剖器械并不能完美满足内镜下解剖的需求,亟待内镜下专用器械的开发。

3.2 解剖目标

（1）掌握颞骨解剖结构。
（2）掌握内镜的使用方法。
（3）理解耳外科应用内镜的优点与局限性。
（4）掌握内镜与手术器械的配合。
（5）理解内镜下传统手术器械的局限性。

3.3 外耳及鼓膜解剖

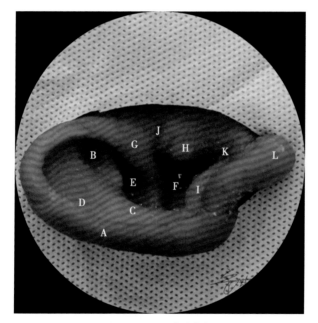

图 3.3.1　耳郭（右）
A. 耳轮　B. 三角窝　C. 对耳轮　D. 耳舟　E. 耳甲艇　F. 耳甲腔
G. 耳轮脚　H. 耳屏　I. 对耳屏　J. 耳前切迹　K. 屏间切迹　L. 耳垂

- 耳郭（auricle）：位于头颅两侧的集声器官，大部分由弹性软骨外覆软骨膜和皮肤构成，分为内侧（前面）和外侧（后面）。
- 耳轮（helix）：耳郭外侧面边缘卷曲的结构。
- 耳轮脚（crus of helix）：耳轮位于外耳道口上方的部分。
- 对耳轮（antihelix）：耳郭前面，耳轮前方与之相对的隆起。

- 三角窝（triangular fossa）：对耳轮向上、向前分为上、下两个末端分支（上脚、下脚），对耳轮上、下脚之间的三角形浅凹即为三角窝。
- 对耳屏（antitragus）：对耳轮下端形成的隆起，与耳屏相对。
- 耳屏（tragus）：外耳道口前方明显隆起的结构。
- 屏间切迹（intertragic notch）：位于耳屏与对耳屏之间的凹陷。
- 耳前切迹（anterior notch of ear）：耳屏与耳轮脚之间的凹陷。
- 耳甲（auricular concha）：由耳屏、对耳轮下脚、对耳轮、对耳屏围成的凹陷。
- 耳甲艇（auricular cymba）：耳甲被耳轮脚分为上、下两部分，位于上方的为耳甲艇。
- 耳甲腔（cavity of concha）：耳甲被耳轮脚分为上、下两部分，位于下方的为耳甲腔，耳甲腔底部有外耳道口。
- 耳垂（ear lobe）：位于耳郭最下方，由脂肪与结缔组织构成的结构，可为圆形、方形或三角形。

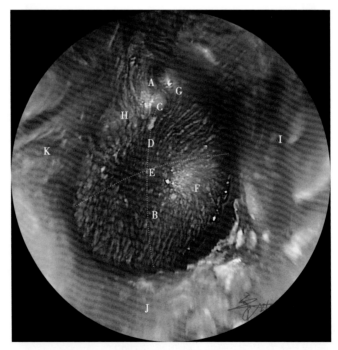

图 3.3.2　鼓膜（右）

A. 鼓膜松弛部　B. 鼓膜紧张部　C. 锤骨短突　D. 锤骨柄　E. 鼓膜脐部　F. 光锥
G. 锤前皱襞　H. 锤后皱襞　I. 外耳道前壁　J. 外耳道下壁　K. 外耳道后壁
白虚线：鼓膜紧张部的四象限分割法

● 鼓膜（tympanic membrane）：分隔外耳道与中耳的膜性结构，一般高约
9mm，宽 8mm，厚 0.1mm；鼓膜按结构由外向内依次为上皮层、纤维层和黏膜
层，按部位可分为上方的松弛部和下方的紧张部两部分。

● 锤前、后皱襞（anterior/ posterior fold of malleus）：鼓膜紧张部与松弛部
的分界线，位于锤骨短突前方的为锤前皱襞，位于其后的为锤后皱襞。

● 鼓膜松弛部（pars flaccida）：亦称 shrapnell 膜，为位于鼓膜紧张部上方，
封闭鼓环切迹的膜性结构，其内侧为 Prussak 间隙。

● 鼓膜紧张部（pars tensa）：锤前、后皱襞下方的鼓膜，边缘有纤维软骨
环，紧密嵌附于鼓环上的鼓沟内。

● 锤凸（process of malleus）：鼓膜紧张部上缘中部的突出点，对应于锤骨
短突。

● 鼓膜脐（umbo of tympanic membrane）：鼓膜中心的凹陷点，对应于锤
骨柄的尖端。

● 锤纹（mallear stria）：锤凸与鼓膜脐之间的白色条纹，对应于内侧的锤
骨柄。

● 光锥（cone of light）：鼓膜前下部的三角形反光区，尖端朝向鼓膜脐，
底部朝向鼓膜边缘；光锥朝向的区域约为前鼓室与下鼓室的分界处（下鼓室前
隐窝）。

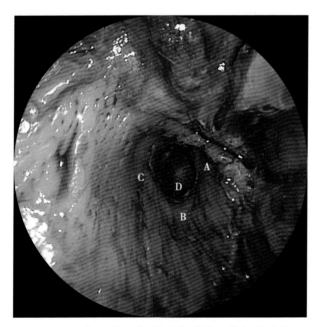

图 3.3.3 切除外耳道峡部外侧的外耳道皮肤（右）
A. 外耳道前壁　B. 外耳道下壁　C. 外耳道后壁　D. 鼓膜

　　注：在解剖练习中，可以去除外耳道外侧 2/3 的皮肤，以便于观察和操作；但实施内镜下耳部手术时则需要注意保护外耳道皮瓣，不可轻易切除。

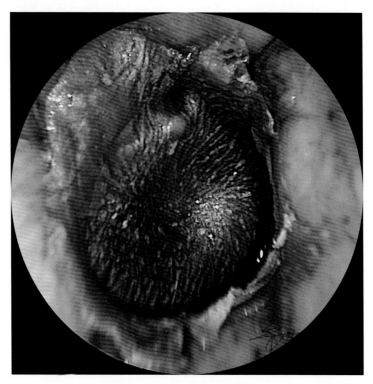

图 3.3.4　外耳道皮肤 - 鼓膜瓣（右）

　　外耳道皮肤向内延续为鼓膜上皮层，经外耳道皮肤切口紧贴外耳道骨面，逐步掀起外耳道皮肤 - 鼓膜瓣即可进入鼓室。

3.4 鼓室解剖

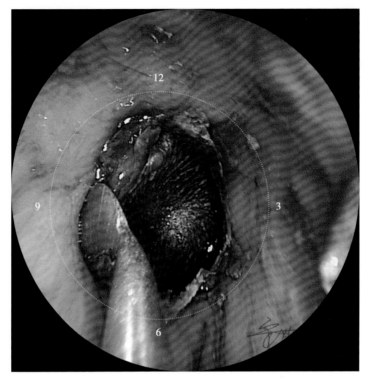

图 3.4.1　自外耳道骨壁分离外耳道皮瓣（右）

　　鼓膜定位方法（右耳）：上方为 12 点方位，前方为 3 点，下方为 6 点，后方
为 9 点；左耳定位方法：上方为 12 点，前方为 9 点，下方为 6 点，后方为 3 点；
两侧旋转方向均为顺时针方向，但要注意两侧标记的差别。

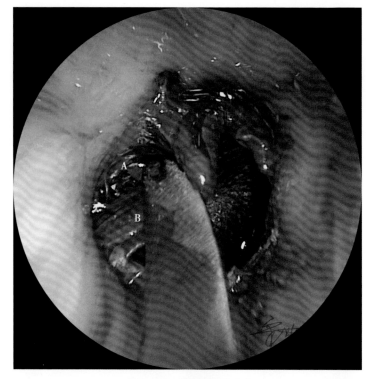

图 3.4.2　暴露鼓索（右）
A. 鼓索　B. 外耳道皮瓣

　　暴露鼓索是开放鼓室的重要一步，经外耳道后壁逐渐分离外耳道皮肤 - 鼓膜瓣，可见鼓索自后向前、由下向上走行。在此步骤，需要注意保护鼓索的完整性，一般遵循的原则包括：

　　（1）齐头并进，即翻起外耳道皮肤 - 鼓膜瓣时要将后壁皮肤整体由外向内逐渐从骨面上翻起，切忌在某一位置过多深入，因为这样不但有可能造成皮瓣因张力过大而破裂，而且还有可能因暴露不充分、看不到深部情况而伤及中耳结构。

　　（2）探查所有条索状结构，由于鼓索呈一条索状结构，因此对于翻起外耳道皮肤 - 鼓膜瓣的过程中遇到的任何条索状结构，特别是从后下向前上走行的条索状结构要特别小心，仔细探查其来源与走行，避免误伤鼓索。

　　● 鼓索（chorda tympani）：面神经垂直段的分支，经外耳道后壁的后鼓索小管入鼓室，于砧骨长脚与锤骨柄之间横跨鼓室，经鼓室前壁的岩鼓裂出鼓室并进入颞下窝汇入舌神经，司舌前 2/3 的味觉和下颌下腺、舌下腺的分泌。

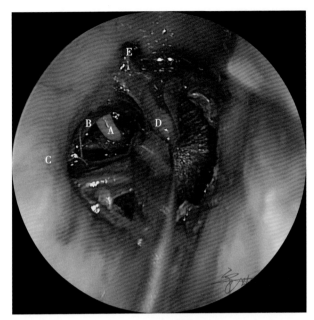

图 3.4.3　暴露砧骨长脚（右）
A. 砧骨长脚　B. 鼓索　C. 外耳道后壁　D. 外耳道皮肤 - 鼓膜瓣　E. Rivinus 切迹

鼓索、砧骨长脚、鼓岬、锤骨柄是开放鼓室最先看到的标志性结构。

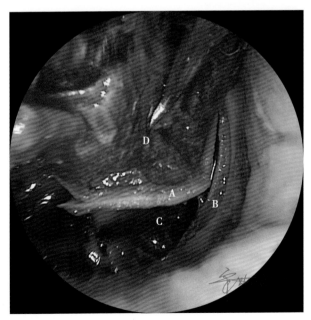

图 3.4.4　从外耳道后壁鼓沟内分离出纤维软骨环（右）
A. 纤维软骨环　B. 鼓沟　C. 中鼓室　D. 自外耳道分离起来的皮肤

纤维软骨环为一开放的弧形结构,对应于鼓膜紧张部;纤维软骨环上端不完整,对应于鼓膜松弛部。

- 纤维软骨环(fibrocartilaginous ring/ annulus tympanicus):鼓膜紧张部边缘的纤维软骨结构,嵌附于鼓沟内。

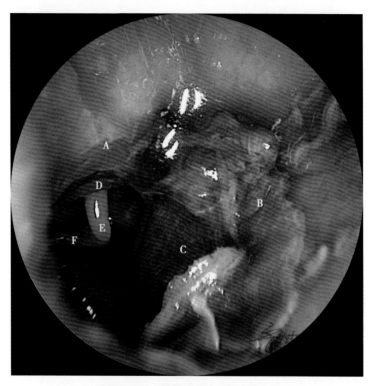

图 3.4.5　暴露中鼓室后部(右)
A. 上鼓室盾板　B. 掀起的外耳道皮瓣　C. 掀起的鼓膜　D. 鼓索
E. 砧骨长脚　F. 镫骨肌腱

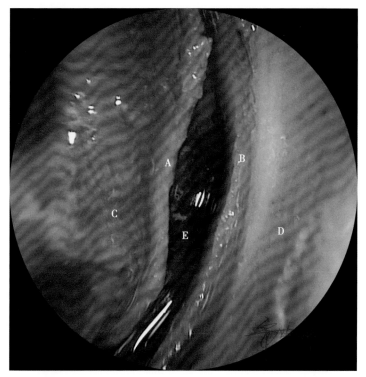

图 3.4.6　从外耳道下壁鼓沟内分离出纤维软骨环（右）
A. 纤维软骨环　B. 鼓沟　C. 外耳道皮肤　D. 外耳道骨壁　E. 鼓室黏膜层

鼓膜由外向内包括三层结构：

（1）外层为复层鳞状上皮，与外耳道皮肤相延续。

（2）中间为纤维层，由胶原纤维组成，包括浅层的放射状纤维层和深层的环状纤维层。

（3）内侧为与鼓室黏膜延续的黏膜层，由单层扁平上皮组成。

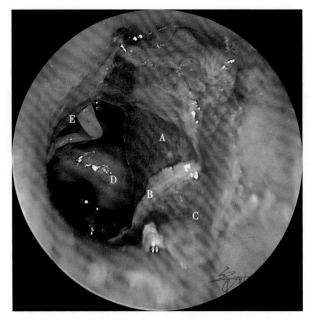

图 3.4.7　鼓岬（右）
A. 掀起的鼓膜　B. 鼓环　C. 外耳道皮瓣　D. 鼓岬　E. 鼓索

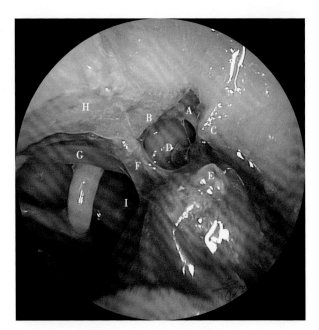

图 3.4.8　Prussak 间隙（右）
A. Rivinus 切迹（软组织为锤骨外侧韧带）　B. 鼓小棘　C. 鼓大棘　D. Prussak 间隙
E. 锤骨短突　F. 残留的鼓膜黏膜层　G. 鼓索　H. 上鼓室盾板　I. 匙突

● Prussak 间隙（Prussak's space）：亦称鼓膜上隐窝（superior tympanic membranous recess），是由鼓膜松弛部、锤骨短突、锤骨颈、锤骨外侧韧带共同围成的空间，是胆脂瘤好发的区域。

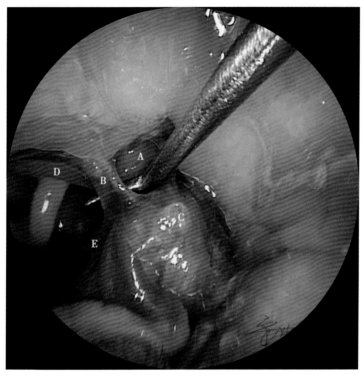

图 3.4.9　Prussak 间隙的通气道（右）
A. Prussak 间隙　B. 鼓室黏膜层（残留）　C. 锤骨短突　D. 鼓索　E. 锤骨柄

Prussak 间隙经锤骨外侧皱襞、砧骨外侧皱襞、锤后皱襞、鼓膜之间的通道与中鼓室相通。Prussak 间隙的通气道较为单一，一旦堵塞即会产生负压，造成鼓膜松弛部内陷，甚至形成胆脂瘤。切除残留的鼓膜黏膜层，即可见位于其内侧的锤后皱襞。

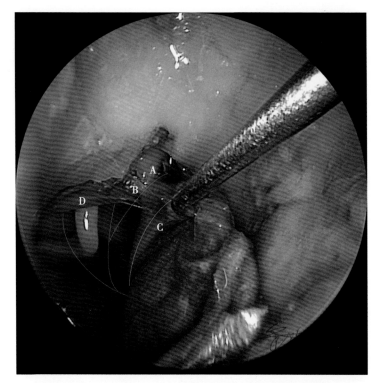

图 3.4.10　分离锤骨柄（右）
A. Prussak 间隙　B. 锤后皱襞　C. 锤骨柄　D. 鼓索
绿虚线：前、后鼓峡及 Prussak 间隙的通气路径；白虚线：暴露锤骨柄的切口

　　沿图中白虚线切开包裹锤骨柄的黏膜，紧贴锤骨柄的骨面可以将鼓膜从锤骨柄上完整的分离出来。
　　注：锤骨柄末端、相当于鼓膜脐部的位置，锤骨柄与鼓膜连接非常紧密，需要花费较多的时间进行分离；同时由于此处处在锤骨柄的末端，由于杠杆的作用，即便微小的力量也会传达到上方的锤砧关节处，需注意用力过大时有可能造成上方锤砧关节脱位。

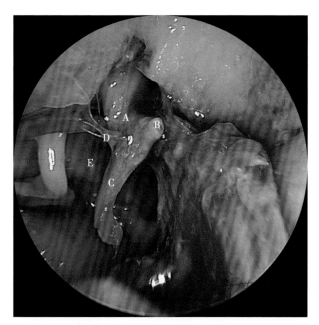

图 3.4.11　分离鼓膜后的锤骨（右）
A. 锤骨颈　B. 锤骨短突　C. 锤骨柄　D. 锤后皱襞　E. 匙突

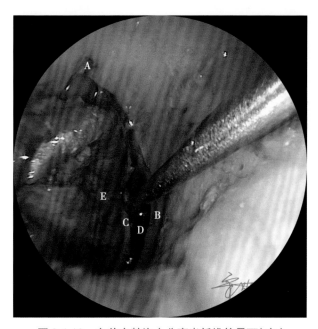

图 3.4.12　自前方鼓沟中分离出纤维软骨环（右）
A. Rivinus 切迹（鼓切迹）　B. 鼓沟　C. 鼓环　D. 鼓室　E. 外耳道皮肤

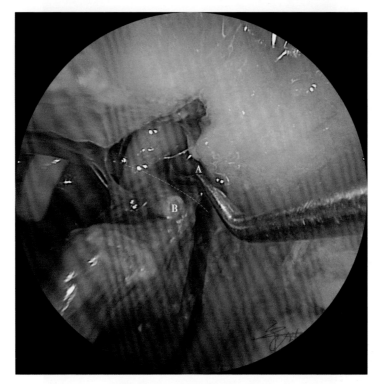

图 3.4.13　锤骨前韧带（右）
A. 锤骨前韧带　B. 锤骨短突
黄虚线：锤骨内侧鼓索的走行方向

　　锤骨颈前方有锤骨前韧带，韧带内侧即为横跨鼓室的鼓索，分离此处鼓膜时切勿向内深入过多，以免伤及内侧的锤骨前韧带及鼓索。

　　鼓膜前缘、下缘及后缘均有完整的纤维软骨环附着于鼓沟内，分离纤维软骨环时需注意保护后壁的鼓索、下壁可能凸出的颈静脉球，以及前壁可能裸露的颈内动脉，同时注意体会鼓膜的不同部位与外耳道骨壁在深度和角度方面的差异。

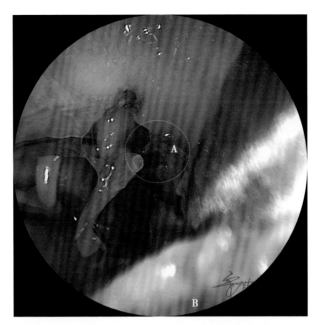

图 3.4.14　切断锤骨前韧带外侧黏膜 (右)
A. 被牵拉的黏膜残部　B. 外耳道皮肤 - 鼓膜瓣
白虚线: 切除黏膜的区域

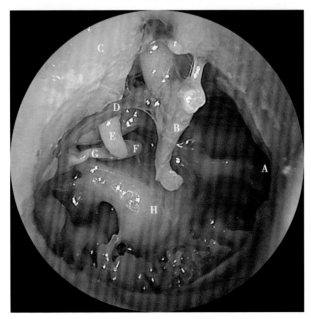

图 3.4.15　切除鼓膜, 观察鼓室 (右)
A. 咽鼓管鼓室口　B. 锤骨柄　C. 上鼓室盾板　D. 鼓索
E. 砧骨长脚　F. 镫骨 (前脚)　G. 镫骨肌腱　H. 鼓岬

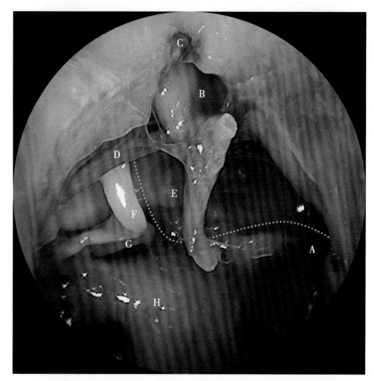

图 3.4.16　上鼓室下单位及其通气路径（右）
A. 咽鼓管鼓室口　B. Prussak 间隙　C. 锤骨外侧皱襞
D. 鼓索　E. 匙突　F. 砧骨长脚　G. 镫骨
绿虚线：Prussak 间隙及前鼓峡的通气路径

- 上鼓室隔：在功能、形态和解剖上将上鼓室分为上鼓室上单位和上鼓室下单位的结构，包括鼓膜张肌皱襞、三个锤骨韧带皱襞（前、后、外侧）、锤砧外侧皱襞和砧后韧带皱襞。
- 上鼓室上单位：锤骨、砧骨内侧及上方的上鼓室。
- 上鼓室下单位：锤骨、砧骨外侧韧带下方的上鼓室，包括 Prussak 间隙。

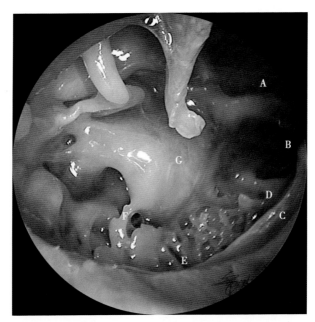

图 3.4.17　前鼓室及下鼓室（右）

A．鼓膜张肌半管　B．咽鼓管　C．鼓沟　D．前鼓室
E．下鼓室　F．岬末脚　G．Jacobson 神经

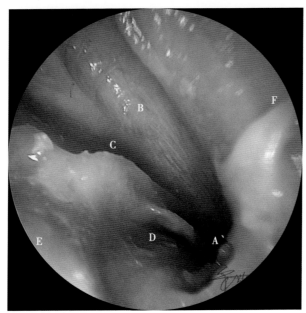

图 3.4.18　咽鼓管（右）

A．咽鼓管骨部　B．咽鼓管顶壁　C．鼓膜张肌半管
D．咽鼓管　E．骨迷路（耳蜗处）　F．外耳道前壁

● 鼓膜张肌半管（semicanal of tensor tympanic muscle）：鼓膜张肌半管内包含鼓膜张肌，向外与咽鼓管（Eustachian tube）相邻，二者被咽鼓管隔（septum of Eustachian tube）隔开。

● 鼓膜张肌皱襞（tympanic tensor muscular fold）：亦称鼓膜张肌皱襞，连接鼓膜张肌腱与鼓室前壁之间的皱襞，斜向前上方或呈水平位。

● 咽鼓管上隐窝（supratubal recess）：咽鼓管鼓室口上方越过鼓膜张肌半管隆起、朝向鼓室盖的空间，以鼓膜张肌皱襞为界与上鼓室前间隙分隔开，系胚胎期前囊与内侧囊相遇形成的膜性结构。

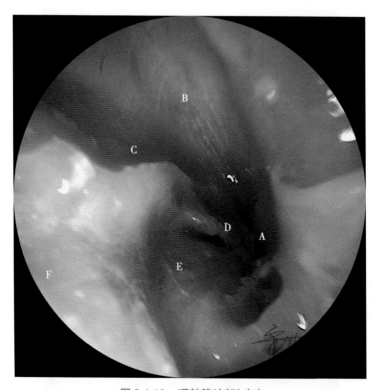

图 3.4.19　咽鼓管峡部（右）

A. 咽鼓管峡部　B. 咽鼓管顶壁　C. 鼓膜张肌半管　D. 咽鼓管隔
E. 咽鼓管　F. 骨迷路（耳蜗处）

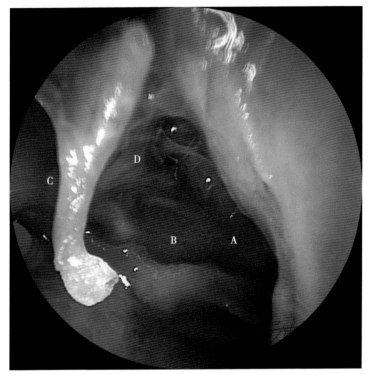

图 3.4.20　鼓膜张肌皱襞(右)
A. 咽鼓管鼓室口　B. 鼓膜张肌半管　C. 匙突　D. 鼓膜张肌皱襞(不完整)

　　鼓膜张肌皱襞是上鼓室隔的组成部分之一,完整的鼓膜张肌皱襞可以分隔咽鼓管上隐窝与上鼓室前间隙。在选择性上鼓室低通气综合征中,可以切除鼓膜张肌皱襞以增加上鼓室的通气。此外,约25%的情况下,鼓膜张肌皱襞不完整,天然为上鼓室提供了一个额外的通气路径。

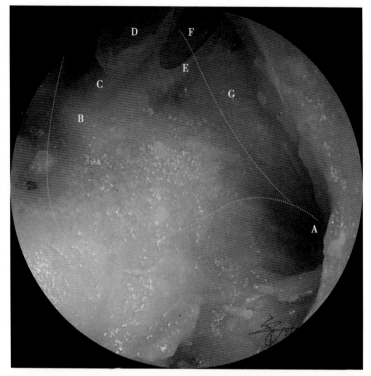

图 3.4.21　鼓膜张肌皱襞（标本 2, 右）

A. 咽鼓管　B. 匙突　C. 鼓膜张肌腱　D. 鼓膜张肌腱附着于锤骨处（锤骨已切除）
E. 鼓膜张肌皱襞（下）　F. 鼓膜张肌皱襞缺损　G. 咽鼓管上隐窝
绿虚线：经过张肌皱襞缺损的上鼓室前间隙通气道及前鼓峡通气道

　　本例标本已切除锤骨，从后下向前上看，可见不完整的鼓膜张肌皱襞，为
上鼓室前间隙提供了额外的通气路径。同时可见位于鼓膜张肌皱襞下方的小
隐窝，即咽鼓管上隐窝。

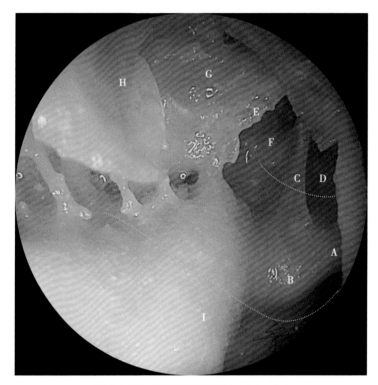

图 3.4.22　鼓膜张肌皱襞（标本 2，右）

A. 鼓膜张肌腱　B. 匙突　C. 鼓膜张肌皱襞（上）　D. 鼓膜张肌皱襞缺损　E. 齿突
F. 上鼓室前间隙　G. 上鼓室后间隙　H. 包裹锤骨小头的黏膜（残余）　I. 面神经水平段
绿虚线：经过鼓膜张肌皱襞缺损到达上鼓室前间隙的通气路径和经过前鼓峡的通气路径
（与图 3.4.21 相延续）

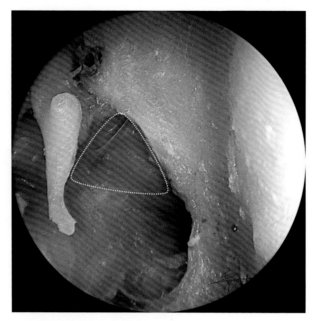

图 3.4.23　咽鼓管上隐窝（标本 2，右，远观）
白虚线：咽鼓管上隐窝

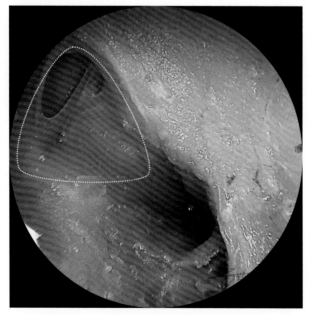

图 3.4.24　咽鼓管上隐窝（标本 2，右，近观）
白虚线：咽鼓管上隐窝

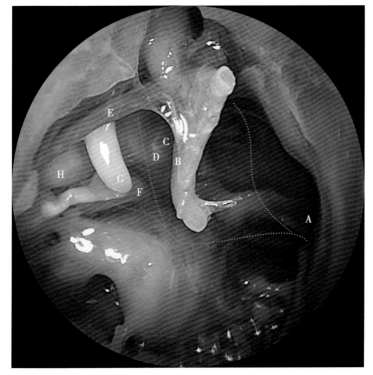

图 3.4.25　前鼓峡、后鼓峡
A. 咽鼓管　B. 锤骨柄　C. 镫骨肌腱　D. 匙突　E. 鼓索
F. 镫骨前脚　G. 砧骨长脚　H. 面神经水平段
蓝虚线：前鼓峡、后鼓峡以及通过鼓膜张肌皱襞缺损的通气路径

● 前鼓峡（anterior tympanic ishmus）：鼓膜张肌腱后方，砧骨长脚与镫骨前方之间的通气道。

● 后鼓峡（posterior tympanic ishmus）：砧骨长脚后方的通气道，后界为鼓室后壁及锥隆起，外侧界为砧骨短突与砧骨后韧带，前界为砧骨间皱襞，内界为镫骨肌腱和镫骨。

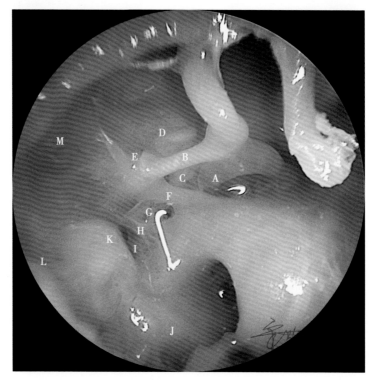

图 3.4.26　上后鼓室

鼓室窦为分隔型,岬下脚缺失

A. 镫骨后脚　B. 镫骨肌腱　C. 后鼓室窦　D. 面神经水平段　E. 锥隆起
F. 岬小桥　G. 上部鼓室窦　H. 分隔鼓室窦的骨嵴　I. 下部鼓室窦
J. 下鼓室窦　K. 茎突隆起　L. 外侧鼓室窦　M. 面隐窝

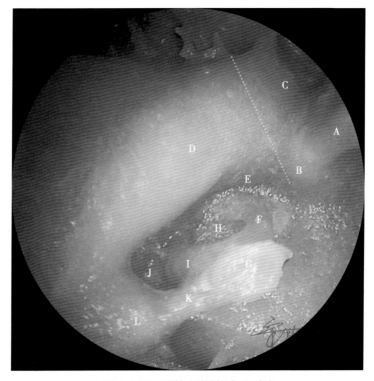

图 3.4.27　后鼓室窦（标本 2, 右）

A. 鼓膜张肌腱　B. 匙突　C. 匙突前段面神经（水平段）　D. 匙突后段面神经（水平段）
E. 前庭窗龛　F. 镫骨前脚　G. 镫骨头　H. 镫骨足板　I. 镫骨后脚　J. 后鼓室窦
K. 镫骨肌腱　L. 锥隆起
白虚线: 匙突前、后段面神经的分界线

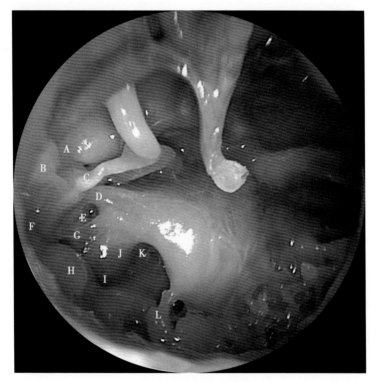

图 3.4.28　下后鼓室
A. 面隐窝　B. 鼓索隆起　C. 锥隆起　D. 岬小桥　E. 上部鼓室窦
F. 外侧鼓室窦　G. 分隔鼓室窦的骨嵴　H. 茎突隆起　I. 下鼓室窦
J. 蜗窗龛后柱　K. 蜗窗

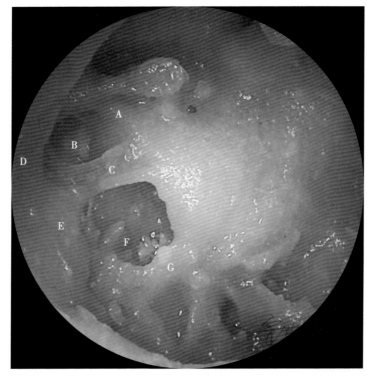

图 3.4.29　下后鼓室(标本 2, 右)
A. 岬小桥　B. 鼓室窦　C. 岬下脚　D. 外侧鼓室窦　E. 茎突隆起
F. 下鼓室窦　G. 岬末脚

　　此为较典型的后鼓室,包括岬小桥、岬下脚、岬末脚,后鼓室窦、鼓室窦、下鼓室窦,锥隆起、茎突隆起。

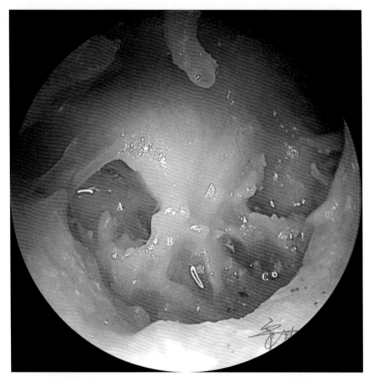

图 3.4.30　下鼓室与后鼓室交界处（标本 2，右侧）
A. 下鼓室窦　B. 岬末脚　C. 下鼓室

3.5 上鼓室相关解剖

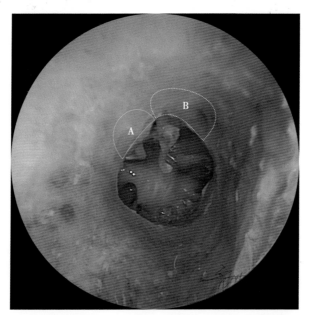

图 3.5.1 上鼓室外侧壁切除范围

切除 A 区可以更好地暴露前庭窗龛区,向前延伸切除 B 区可暴露整个上鼓室

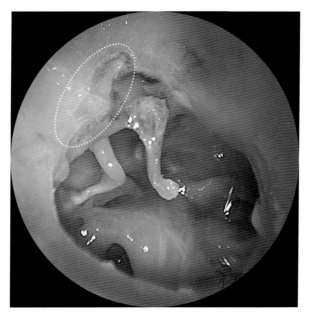

图 3.5.2 逐步切除上鼓室盾板(白虚线区)

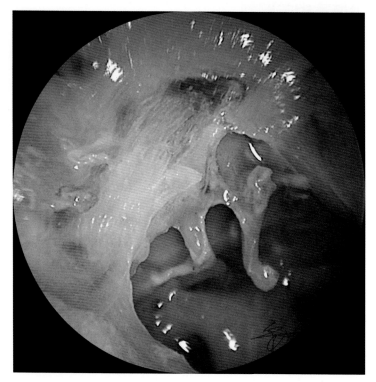

图 3.5.3　削薄上鼓室外侧壁

　　上鼓室外侧壁(上鼓室盾板)下端较薄、上端较厚,因而对于上鼓室盾板下方的骨质可直接使用刮匙刮除,或使用超声骨刀、电钻切除。

　　应用电钻时需注意:

　　(1)钻头应时刻与内镜镜头保持相当的安全距离,以免损伤内镜。

　　(2)单手操作时,使用电钻磨骨产生的骨屑难以及时清理,积累的骨屑/飞溅出的骨屑大部分会累积在操作区,小部分有可能飞溅到镜头上,影响观察乃至操作。

　　(3)在解剖时可以尝试在灌满冲洗液的术腔中操作,即"潜水磨骨"(图 3.5.4、图 3.5.5),以高速流动的水流带走骨屑,从而保持术野的清晰。

　　(4)在临床手术中,使用电钻有额外发生钻杆缠绕外耳道皮瓣、骨屑残留在术腔、摩擦产生热损伤等风险。

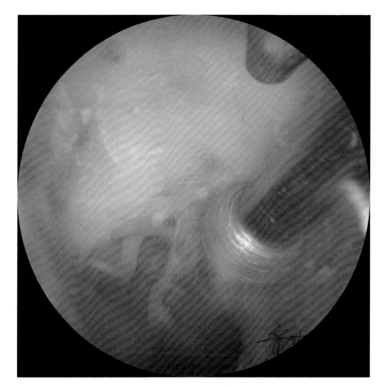

图 3.5.4 潜水磨骨

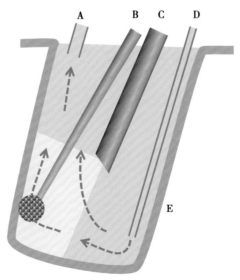

图 3.5.5 潜水磨骨原理图
A. 吸引器头 B. 钻头 C. 内镜 D. 冲水管 E. 外耳道骨壁

内镜下去除骨质的方法：

（1）部分骨质较薄、去除骨质较少的部位，可以用刮匙切除。

（2）有条件的情况下可以使用超声骨刀。

（3）对于需要大量切除骨质，而又不具备相应的设备时可考虑更换手术方式，改为显微镜下操作。

（4）磨骨量较少、控钻能力强、解剖经验较为丰富的情况下也可以考虑尝试内镜下应用钻头潜水磨骨。

潜水磨骨方法：硬件设置如图 3.5.5，将冲水管放置于术腔最深部，吸引器头放置于外耳道口处，钻头放置于需要磨除骨质的部位，调整内镜至视线最佳，注意需确保内镜能完全看到钻头且钻杆不能接触内镜，将冲水管的冲水速率调高，待术腔内充满液体、无气泡时启动电钻，开始磨除骨质。

常见问题：

（1）钻头碰触内镜而损坏内镜：操作时必须确保钻头全部位于视野内，并保证安全距离。

（2）骨屑量大，术野浑浊，难以观察：加大冲水速率，或减慢钻速，匹配水速和骨屑产量，达到应用水流带走骨屑、保持术腔清晰的目的。

需要注意的是潜水磨骨难度较大，具有一定的风险，因而不推荐初学者实施这样的操作。

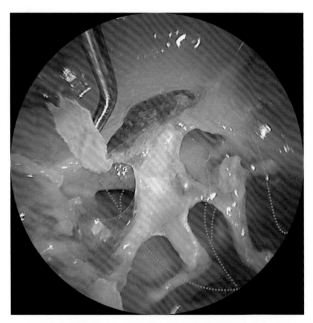

图 3.5.6　切除上鼓室外侧壁下端
蓝虚线：上鼓室上单位、上鼓室下单位及乳突的通气路径

一般进入上鼓室前间隙的气流来自前鼓峡，进入上鼓室后间隙及乳突的气流来自后鼓峡，进入 Prussak 间隙的气流则来自于中鼓室相通的锤后皱襞与鼓膜紧张部之间的空隙，锤砧骨外侧韧带下方的空间与后鼓峡相通；当鼓膜张肌皱襞不完整时，上鼓室前间隙亦可经此直接与咽鼓管交换气体。

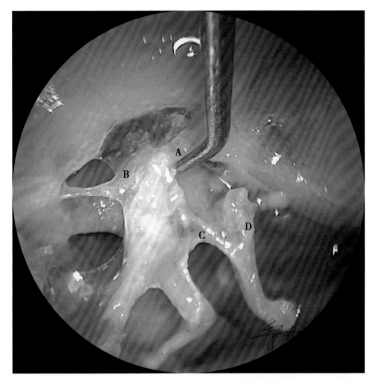

图 3.5.7　锤骨、砧骨外侧皱襞，听骨间皱襞
A. 锤骨外侧皱襞　B. 砧骨外侧皱襞　C. 听骨间皱襞　D. 锤骨柄皱襞

- 锤骨柄皱襞（manubrial fold）：位于锤骨柄上 2/3 与鼓膜纤维层之间。
- 鼓膜张肌皱襞（tensor fold）：位于鼓膜张肌半管和锤骨前韧带之间，后缘附着于鼓膜张肌腱，其内可有鼓索经行。
- 锤前皱襞（anterior mallear fold）：锤骨前突前方、鼓室前壁后方、锤前韧带外侧的皱襞。
- 锤后皱襞（posterior mallear fold）：起自鼓后棘（鼓小棘）、鼓室后结节，向前呈扇形附着于锤骨柄上 1/3 的后内侧。
- 锤骨外侧皱襞（lateral mallear fold）：自锤骨头和颈部交界处向外上方放射状附着于 Rivinus 切迹骨缘，构成 Prussak 间隙的上壁。

● 锤骨上皱襞（superior mallear fold）：起自上鼓室顶壁，包绕锤上韧带，横跨上鼓室，向下止于锤骨头和鼓膜张肌腱，与齿突一起将上鼓室分为前、后两部分。

● 听骨间皱襞（interossicular fold）：锤骨柄上 2/3 与砧骨长脚之间的皱襞。

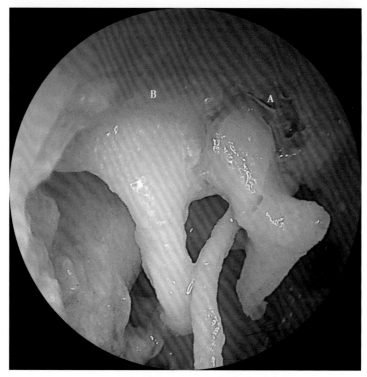

图 3.5.8　上鼓室下单位及黏膜皱襞（标本 2，右）
A．锤骨外侧皱襞　B．锤砧外侧皱襞

● 砧骨外侧皱襞（lateral incudal fold）：位于砧骨体、砧骨短脚与上鼓室外侧壁之间的皱襞。

● 砧骨内侧皱襞（medial incudal fold）：位于砧骨长脚、砧骨短脚、镫骨肌腱之间的皱襞，后缘游离。

● 砧骨上皱襞（superior incudal fold）：上鼓室顶壁、砧骨体及砧骨短突之间的皱襞，其平面基本与砧骨体、砧骨短脚长轴一致，与锤骨上皱襞垂直。

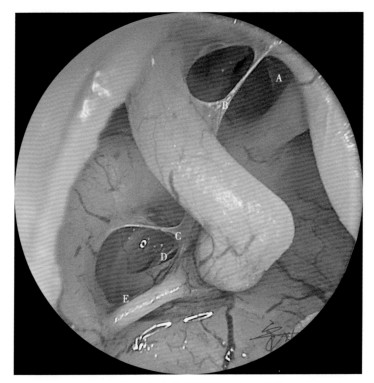

图 3.5.9　鼓室黏膜皱襞(标本 3, 右)
A. 鼓膜张肌皱襞　B. 听骨间皱襞　C. 镫骨上皱襞
D. 镫骨闭孔膜　E. 镫骨皱襞

- 镫骨闭孔膜(obturatoria stapedis):镫骨前、后脚与足板之间的膜性结构。
- 镫骨前皱襞(anterior stapedial fold):鼓岬与镫骨前脚之间的皱襞。
- 镫骨后皱襞(posterior stapedial fold):鼓岬与镫骨后脚之间的皱襞。
- 镫骨皱襞(stapedial fold):锥隆起、镫骨肌腱、后脚之间的皱襞。
- 镫骨上皱襞(superior stapedial fold):镫骨至面神经管或砧骨长突的皱襞。

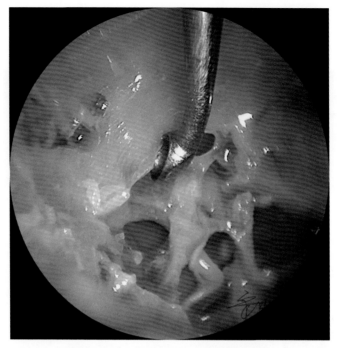

图 3.5.10　扩大开放上鼓室外侧壁后部

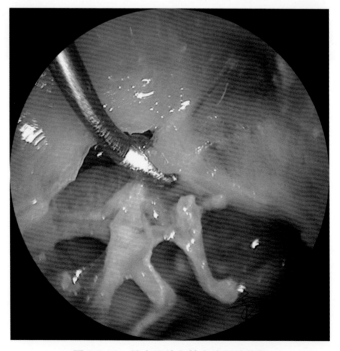

图 3.5.11　扩大开放上鼓室外侧壁前部

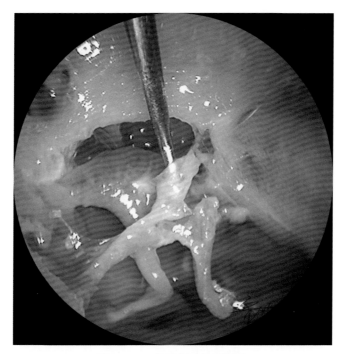

图 3.5.12　切除锤砧外侧皱襞

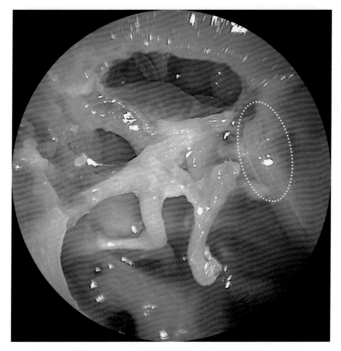

图 3.5.13　切除锤骨颈前方外耳道骨壁

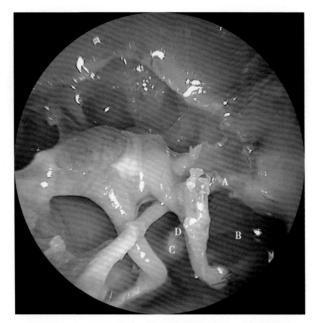

图 3.5.14　暴露锤骨前韧带
A. 锤骨前韧带　B. 咽鼓管上隐窝　C. 匙突　D. 鼓膜张肌腱

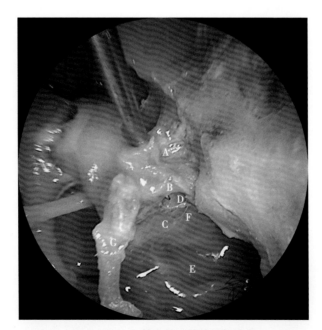

图 3.5.15　上鼓室前间隙的通气路径
A. 锤骨前皱襞　B. 锤骨前韧带　C. 鼓膜张肌皱襞　D. 鼓膜张肌皱襞缺损
E. 鼓膜张肌半管　F. 咽鼓管上隐窝

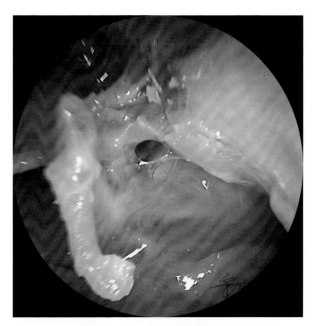

图 3.5.16 鼓膜张肌皱襞缺损

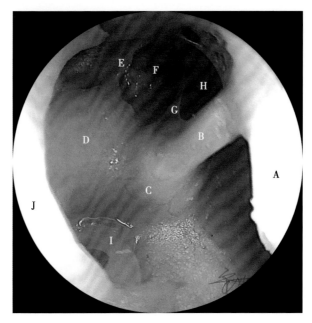

图 3.5.17 鼓膜张肌皱襞上面观(标本 2, 右)

A. 锤骨柄　B. 鼓膜张肌腱　C. 匙突　D. 面神经水平段　E. 齿突
F. 上鼓室前间隙　G. 鼓膜张肌皱襞(上)　H. 鼓膜张肌皱襞通气道
I. 镫骨前脚　J. 砧骨长脚

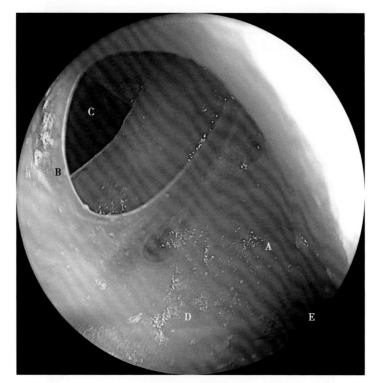

图 3.5.18　鼓膜张肌皱襞下面观（标本 2，右）
A. 咽鼓管上隐窝　B. 鼓膜张肌皱襞（下）　C. 上鼓室前间隙
D. 鼓膜张肌半管　E. 咽鼓管

　　注：本例标本较为特殊：一是经匙突发出上、下两个黏膜皱襞，二是黏膜皱襞不完整，中间存在自然通道。

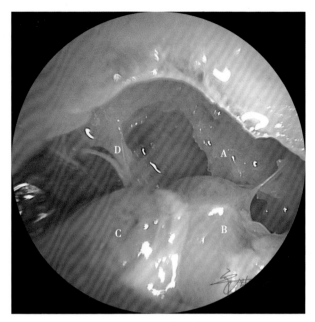

图 3.5.19　上鼓室前部
A. 齿突　B. 锤骨头　C. 砧骨体　D. 砧骨上皱襞

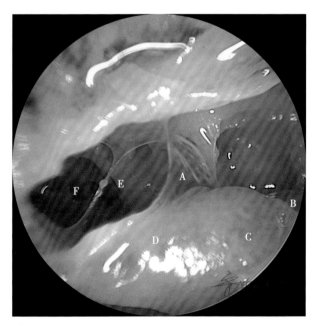

图 3.5.20　上鼓室后部
A. 砧骨上皱襞　B. 锤骨头　C. 砧骨体　D. 砧骨短脚
E. 鼓窦入口　F. 鼓窦

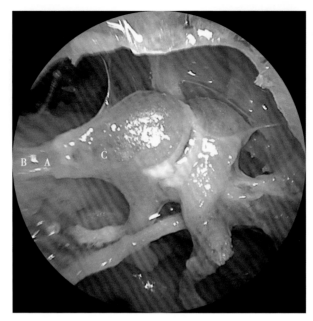

图 3.5.21　砧骨后韧带
A. 砧骨后韧带　B. 砧骨窝　C. 砧骨短脚

砧骨后韧带皱襞可以以砧骨短脚尖为界分为内侧部和外侧部。

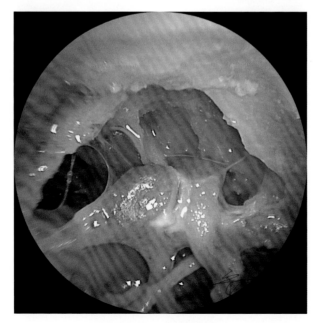

图 3.5.22　上鼓室全貌

3.6　面神经及相关结构解剖

面神经（facial nerve）是颞骨中非常重要的结构，也是人体内穿过骨管最长的脑神经，按其所在位置可分为：

（1）运动神经核上段：从额叶中央前回下端的面神经运动中枢至面神经运动核。

（2）运动神经核段：面神经在脑桥中的行程。

（3）脑桥小脑角段：面神经出脑桥后至内耳道口之间的行程。与此段面神经相伴的重要结构有小脑前下动脉、小脑后下动脉、迷路动脉、前庭神经、蜗神经及中间神经。此段长 10～14mm。

（4）内耳道段：内耳道内的面神经，除小脑前下动脉与小脑后下动脉外其余伴行结构同脑桥小脑角段。此段长 8～10mm。

（5）迷路段：自内耳道底到膝神经节的面神经（含膝神经节）。此段长 2～4mm，重要的分支为岩浅大神经。

（6）鼓室段：又名水平段，起于膝神经节，止于外半规管下方，为面神经在鼓室内壁内的行程，与水平面成 30°角。此段长 9～11mm。

（7）锥曲段：外半规管下方至锥隆起平面之间的面神经。

（8）乳突段：又名垂直段，为锥隆起平面至茎乳孔之间的面神经，长 12～16mm，此段的重要分支有鼓索和面神经镫骨肌支。

（9）颞骨外段：面神经出茎乳孔后即发出二腹肌支与耳后支，面神经主干以约 105°的角度转向前、外方进入腮腺。面神经在腮腺内的分支变异较大，一般包括颞面干（颞支、颧支）与颈面干（颊支、下颌缘支与颈支）。

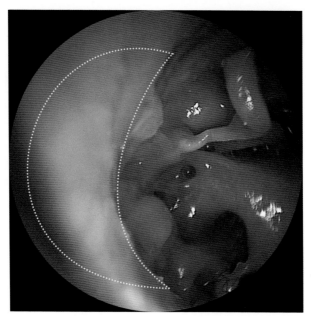

图 3.6.1　切除后鼓室外侧骨壁的范围

切除外耳道后壁内端骨质即可显露鼓索及面神经。白虚线：外
耳道后壁骨质切除范围

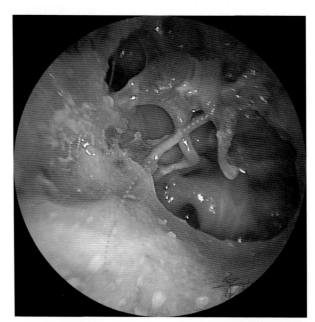

图 3.6.2　已部分切除的外耳道后壁

橙虚线：鼓索的走行

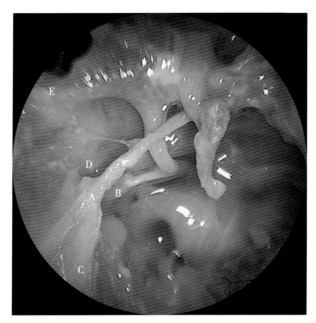

图 3.6.3 鼓索

A. 鼓索 　B. 锥隆起 　C. 外耳道后壁（残余） 　D. 面隐窝（部分开放）
E. 砧骨后韧带及砧骨窝

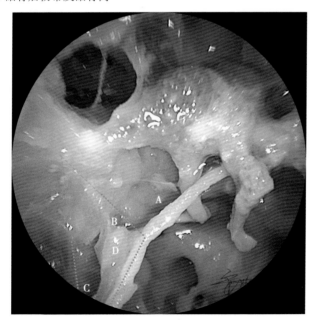

图 3.6.4 面隐窝

A. 面神经水平段 　B. 面神经锥曲段 　C. 面神经垂直段 　D. 面神经隐窝（部分开放）
蓝虚线：面隐窝的大致范围（鼓索 - 面神经垂直段 - 后拱柱）

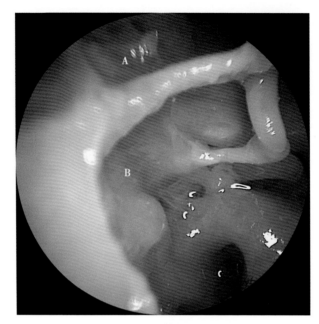

图 3.6.5　面隐窝与外侧鼓室窦
A. 面隐窝　B. 外侧鼓室窦

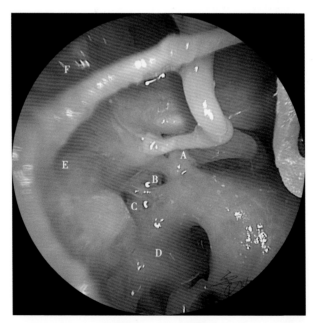

图 3.6.6　上后鼓室
A. 后鼓室窦　B. 上部鼓室窦　C. 下部鼓室窦　D. 下鼓室窦
E. 外侧鼓室窦　F. 面隐窝

岬下脚将后鼓室分为上后鼓室和下后鼓室，其中上后鼓室包括后鼓室窦、鼓室窦、外侧鼓室窦及面神经隐窝。图3.6.6所示鼓室窦为分隔型，岬下脚缺如。

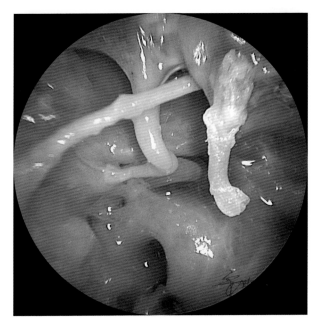

图3.6.7　鼓室内鼓索后部

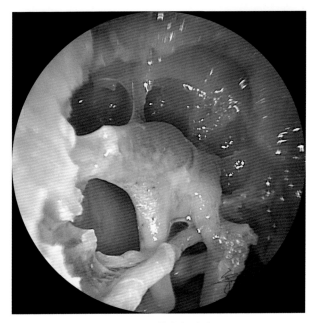

图3.6.8　鼓索与匙突

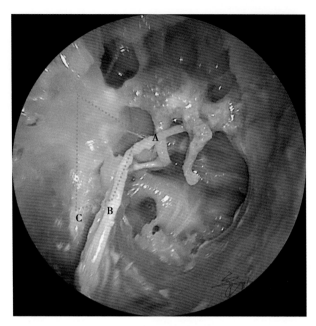

图 3.6.9　面神经隐窝
A. 鼓索（鼓室段）　B. 鼓索（后鼓索小管段）　C. 面神经垂直段
蓝虚线：面隐窝的范围

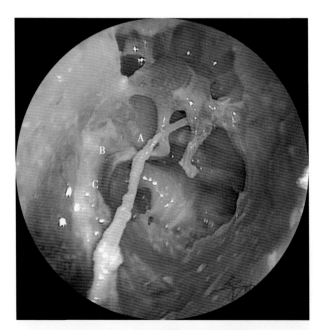

图 3.6.10　扩大暴露面神经垂直段
A. 面神经水平段　B. 面神经锥曲段　C. 面神经垂直段

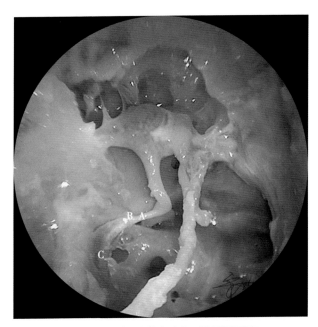

图 3.6.11　切除鼓索隆起,暴露镫骨肌
A. 镫骨肌腱　B. 锥隆起　C. 镫骨肌

镫骨肌与面神经垂直段关系密切,镫骨肌末端的镫骨肌腱经锥隆起发出并附着于镫骨。

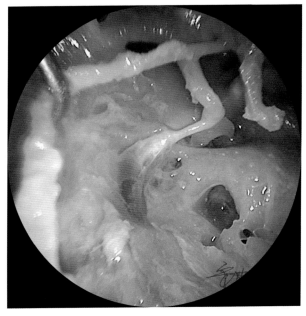

图 3.6.12　镫骨肌(向后移位鼓索)

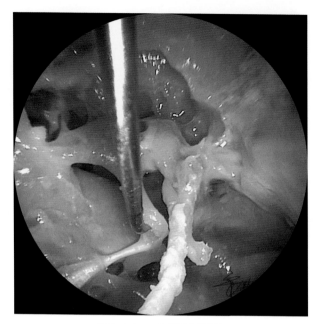

图 3.6.13　离断砧镫关节

　　镫骨的活动会将机械能直接传递至内耳,为保证安全,一般都需要先离断砧镫关节,切断能量向内耳传递的路径,保护内耳。

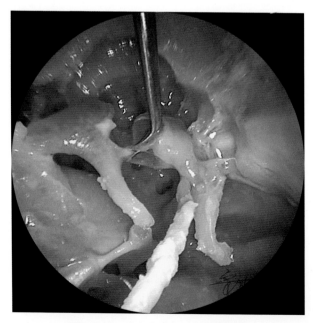

图 3.6.14　离断锤砧关节,游离砧骨

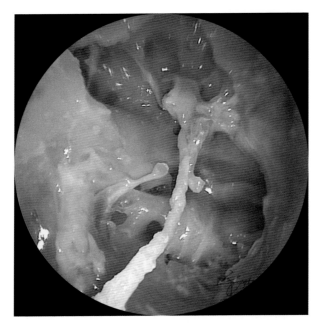

图 3.6.15 切除砧骨

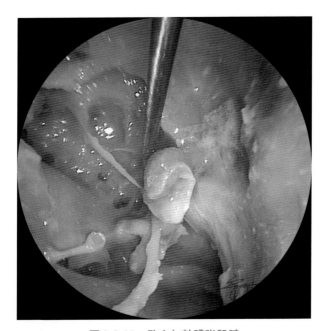

图 3.6.16 匙突与鼓膜张肌腱

向外翻开锤骨头,可见鼓膜张肌腱粗壮有力,牢固附着于锤骨柄上。

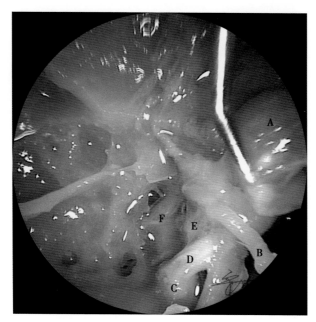

图 3.6.17　锤骨内侧
A. 锤骨头　B. 鼓索　C. 匙突　D. 鼓膜张肌腱
E. 鼓膜张肌皱襞　F. 上鼓室前间隙

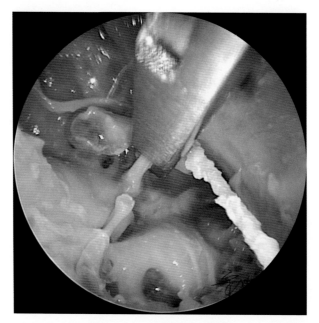

图 3.6.18　切断鼓膜张肌腱

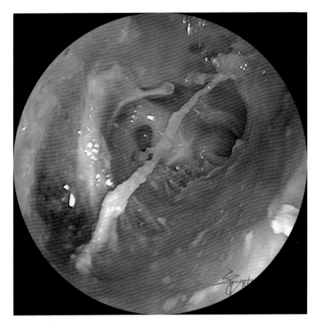

图 3.6.19　切除锤骨、砧骨后的术腔

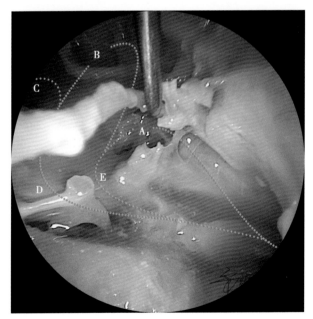

图 3.6.20　上鼓室及乳突的通气路径
A. 上鼓室前间隙　B. 上鼓室后间隙　C. 鼓窦及乳突
D. 后鼓峡　E. 前鼓峡
蓝虚线：上鼓室及乳突的通气路径

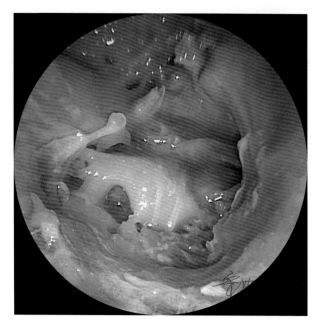

图 3.6.21　切除鼓索

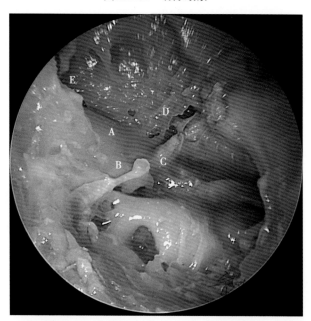

图 3.6.22　观察面神经水平段与外半规管凸

A. 外半规管凸　B. 面神经水平段（匙突后部分）　C. 匙突　D. 齿突　E. 鼓窦

　　外半规管凸是包裹外半规管且凸入鼓窦入口的圆滑骨性结构，位于鼓窦入口内下方，是非常明显而恒定的解剖结构。

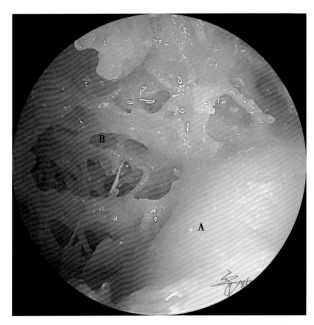

图 3.6.23　向后观察鼓窦入口及乳突（标本 2，右）
A. 外半规管凸　B. 乳突气房

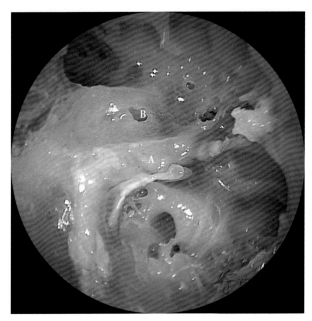

图 3.6.24　开放外半规管管腔
A. 面神经水平段　B. 外半规管（部分管腔已开放）

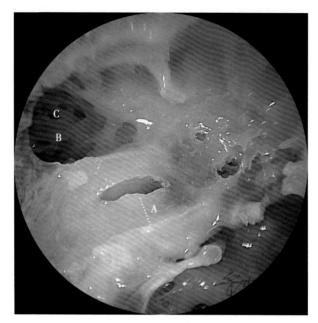

图 3.6.25　扩大开放外半规管
A. 外半规管与面神经水平段之间的骨壁（厚度约 1mm）　B. 鼓窦　C. 乳突气房

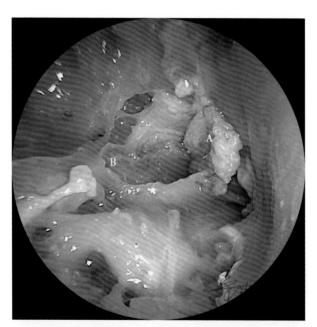

图 3.6.26　切除鼓膜张肌
切除鼓膜张肌后隐约可见位于其深面淡红色的面神经膝神经节
A. 鼓膜张肌肌腹　B. 面神经膝神经节

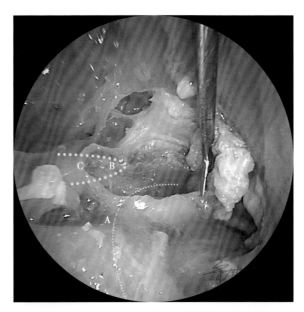

图 3.6.27　Jacobson 神经与面神经膝神经节
A. Jacobson 神经　B. 面神经膝神经节　C. 匙突（残迹）
粗黄虚线：面神经膝神经节；细黄虚线：Jacobson 神经

　　Jacobson 神经穿过鼓膜张肌半管底部，于岩浅大神经外侧汇入岩浅小神经，此图尚可见匙突内侧的面神经膝神经节。

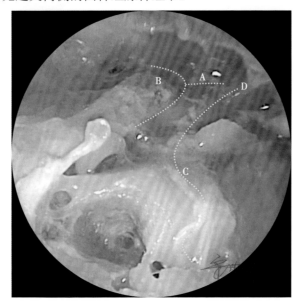

图 3.6.28　暴露面神经膝状神经节、岩浅大神经及岩浅小神经
A. 岩浅大神经　B. 面神经膝神经节　C. Jacobson 神经　D. 岩浅小神经

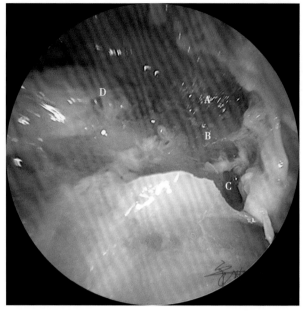

图 3.6.29　面神经膝状神经节、岩浅大神经及岩浅小神经
A. 岩浅大神经　B. 岩浅小神经　C. 鼓膜张肌半管（鼓膜张肌已被切除）
D. 面神经膝神经节

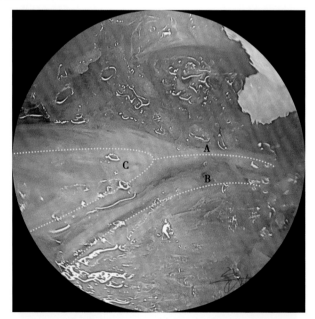

图 3.6.30　面神经膝状神经节、岩浅大神经及岩浅小神经
A. 岩浅大神经　B. 岩浅小神经　C. 面神经膝神经节
黄虚线：为上述三神经的走行

3.7 颈内动脉区解剖

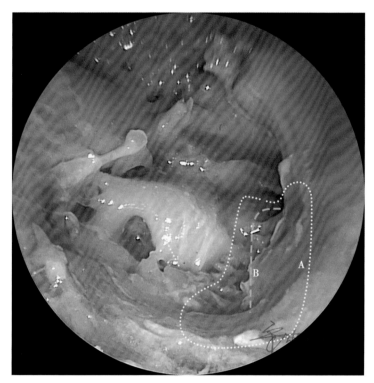

图 3.7.1 确定颈内动脉走行及骨质切除范围
A. 外耳道前壁及下壁切除范围（白虚线） B. 颈内动脉走行方向（橙虚线）

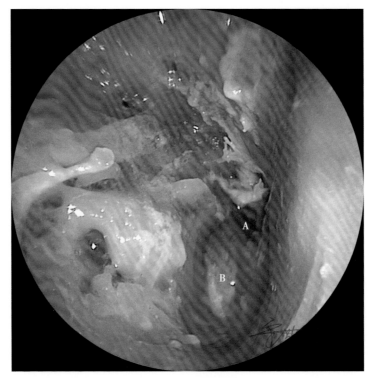

图 3.7.2　颈内动脉
A. 水平段　B. 垂直段

3.8 内耳解剖

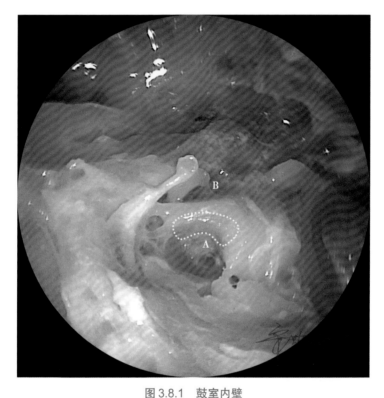

图 3.8.1 鼓室内壁

A. 蜗窗龛区　B. 前庭窗龛区

白虚线：蜗窗龛骨檐。鼓室内壁即内耳外壁，内耳与鼓室以蜗窗膜及镫骨足板分隔开。切除图中白色虚线部分骨檐可更好的暴露蜗窗膜

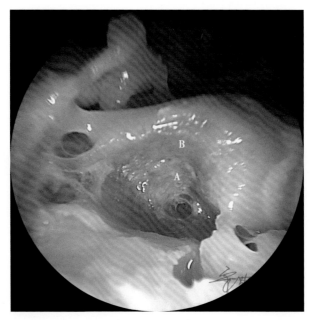

图 3.8.2　蜗窗龛区
A. 蜗窗膜　B. 蜗窗龛

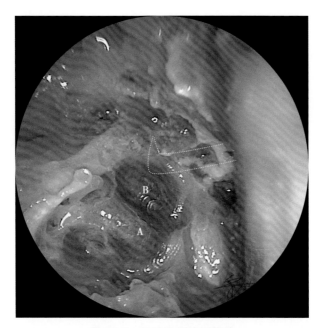

图 3.8.3　切除耳蜗外侧骨壁
A. 耳蜗底转　B. 耳蜗中转及顶转
白虚线：原鼓膜张肌（肌腱）及匙突所在位置

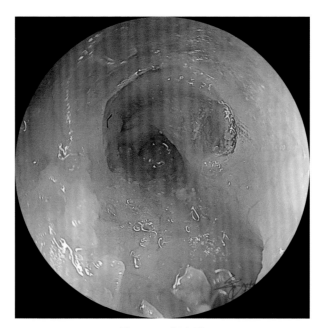

图 3.8.4 蜗窗膜

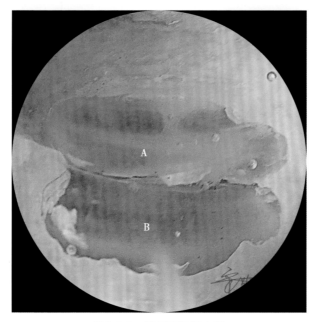

图 3.8.5 耳蜗顶转及中转
A. 耳蜗顶转 B. 耳蜗中转

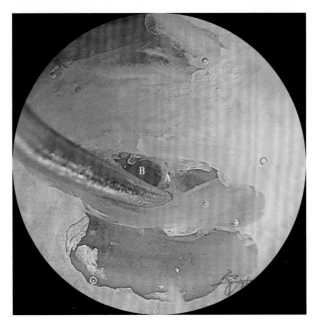

图 3.8.6 蜗轴板
A. 蜗轴板 B. 前庭阶

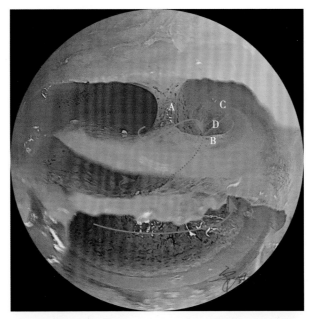

图 3.8.7 开放耳蜗
A. 蜗轴板 B. 螺旋板钩 C. 中阶（盲端） D. 蜗孔
蓝线及箭头：前庭阶；橙线及箭头：鼓阶

注：由于外淋巴波动的动力源于镫骨的活动，故本书中将由前庭阶向鼓阶的方向定义为箭头方向。

● 蜗轴（cochlear axis）为耳蜗内的中空骨管，其内容纳听神经。

● 蜗孔（helicotrema）由骨螺旋板顶端形成的螺旋板钩、蜗轴顶端形成的蜗轴板及膜蜗管盲端共同围成，为鼓阶与前庭阶的分界与沟通处。

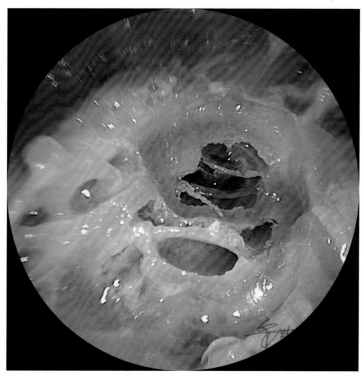

图 3.8.8　耳蜗底转
鼓阶末端为蜗窗封闭（橙箭头），前庭阶直接与前庭池相连（蓝箭头）。

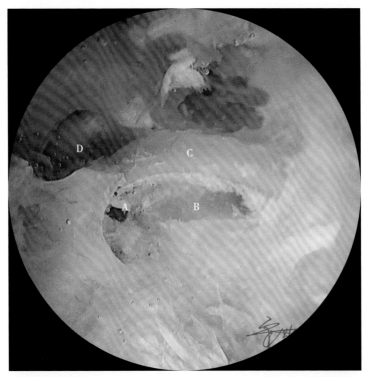

图 3.8.9　耳蜗底转（标本 2，右）
A. 耳蜗钩端　B. 鼓阶　C. 前庭阶　D. 前庭窗

● 耳蜗钩端（hook）：亦称钩状区，鼓阶与前庭之间的基底膜，外形类似鱼钩。钩端基底膜的曲率与其他部位基底膜的曲率完全不同，在其两侧前庭阶和鼓阶的液体容量差达到最大，使得鼓阶和前庭阶之间的压力差、基底膜的振动频率在此处也都达到顶峰。在人工耳蜗植入术中，耳蜗电极应远离钩端，穿透钩端有使电极向后进入前庭、半规管（尤其是前半规管）的可能。

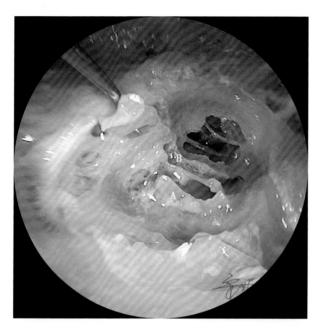

图 3.8.10　剪断镫骨肌腱

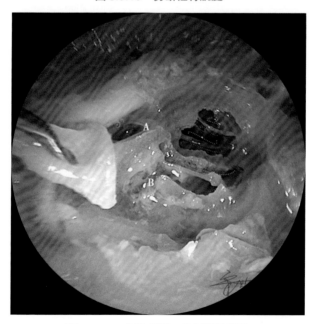

图 3.8.11　切除镫骨，观察耳蜗螺旋
A．前庭窗　B．蜗窗（残迹）

鼓阶在下（橙虚线），前庭阶在上（蓝虚线），二者在顶转蜗孔处沟通。
前庭窗所在平面大致与蜗窗所在平面垂直。右侧耳蜗管螺旋方向同
右手握拳方向，相应的，左侧耳蜗管的螺旋方向同左手握拳方向

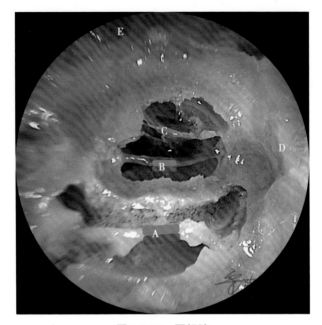

图 3.8.12　耳蜗腔
A. 耳蜗底转　B. 耳蜗中转　C. 耳蜗顶转　D. 颈内动脉　E. 面神经膝神经节
蓝色块：前庭阶；橙色块：鼓阶

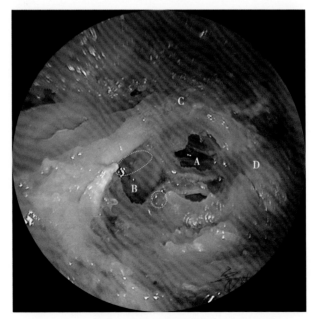

图 3.8.13　切除前庭窗、耳蜗间骨质，暴露前庭池
A. 耳蜗　B. 前庭池　C. 面神经膝神经节　D. 颈内动脉
白虚线：原前庭窗、蜗窗所在处

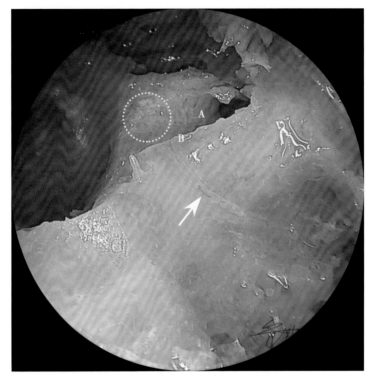

图 3.8.14　切除蜗窗前下方骨质，暴露蜗水管
A. 鼓阶　B. 蜗水管内口
白箭头：蜗水管；白虚线：原蜗窗位置

● 蜗水管（cochlear aqueduct）：走行于颞骨岩部，沟通蛛网膜下腔（subarachnoid cavity）与耳蜗鼓阶，管腔内存在纤维结缔组织样结构构成的屏障，可以避免脑脊液与外淋巴直接接触，蜗水管内口位于鼓阶蜗窗附近。

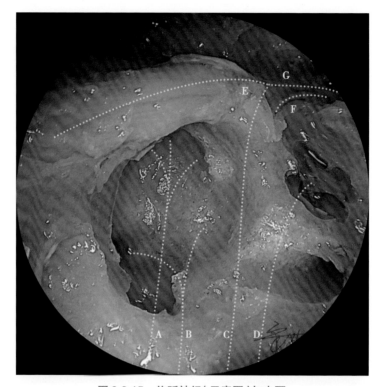

图 3.8.15 位听神经(示意图)与内耳
A. 前庭上神经 B. 前庭下神经 C. 面神经迷路段及内耳道段
D. 蜗神经 E. 面神经膝神经节 F. 岩浅小神经 G. 岩浅大神经
黄虚线:模拟各神经的位置

前庭上神经连接前半规管壶腹、外半规管壶腹及椭圆囊囊斑,前庭下神经连接后半规管壶腹及球囊囊斑;面神经膝神经节向前发出岩浅大神经,外侧与之伴行的是岩浅小神经。

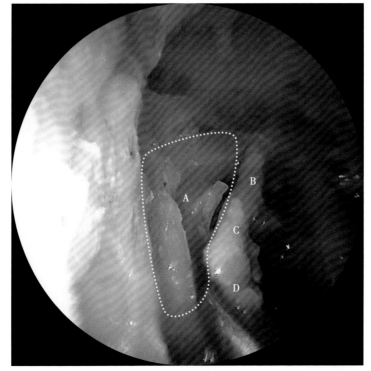

图 3.8.16　游离面神经
A. 面神经骨管（残迹）　B. 面神经水平段（已移位）
C. 面神经锥曲段（已移位）　D. 面神经垂直段
白虚线：向前移位面神经后需要切除此处骨质以更好的暴露前庭

　　面神经垂直段发出镫骨肌支支配该肌，面神经垂直段与镫骨肌之间存在纤维结缔组织，分离较困难。

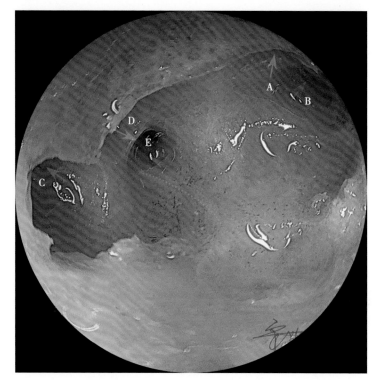

图 3.8.17　前庭内壁的 5 个开口

A. 外半规管壶腹端　B. 前半规管壶腹端　C. 后半规管壶腹端

D. 单脚开口　E. 总脚开口

白虚线：总脚深面隐约可见内淋巴管影

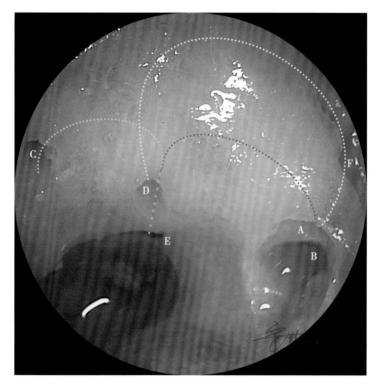

图 3.8.18　前庭与半规管
A. 外半规管壶腹端　B. 前半规管壶腹端　C. 后半规管壶腹端（已被部分切除）
D. 单脚开口　E. 总脚开口　F. 外半规管管腔（部分开放）
黄虚线：外半规管　紫虚线：前半规管　蓝虚线：后半规管　蓝紫混合虚线：总脚

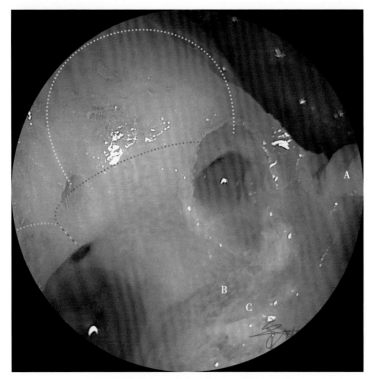

图 3.8.19　前半规管与外半规管
A. 面神经水平段　B. 前庭上神经　C. 横嵴
黄虚线：外半规管　紫虚线：前半规管　蓝紫混合虚线：总脚

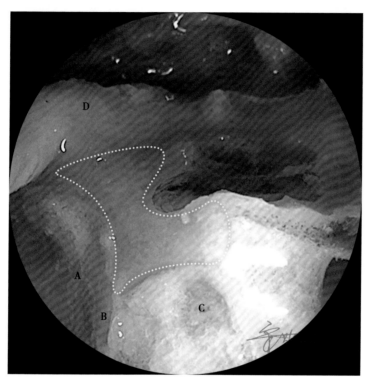

图 3.8.20 切除面神经迷路段外侧骨质
A. 前庭上神经 B. 横嵴 C. 内耳道硬脑膜 D. 面神经水平段
白虚线：需要切除骨质的范围

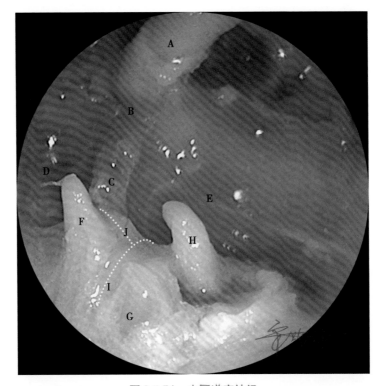

图 3.8.21　内耳道底神经
A. 面神经水平段　B. 面神经膝神经节　C. 面神经迷路段
D. 前庭池　E. 耳蜗腔　F. 前庭上神经　G. 前庭下神经
H. 蜗神经　I. 横嵴　J. 垂直嵴

　　面神经迷路段夹在前庭、耳蜗之间,故名迷路段。面神经、前庭上神经位
于横嵴之上且为垂直嵴分隔,前庭下神经与蜗神经位于横嵴下方。此处为由外
向内观察内耳道底,颞骨骨性结构部分为由内向外观察内耳道底(见图 3.9.9),
注意区分这两种观察方法的不同之处。

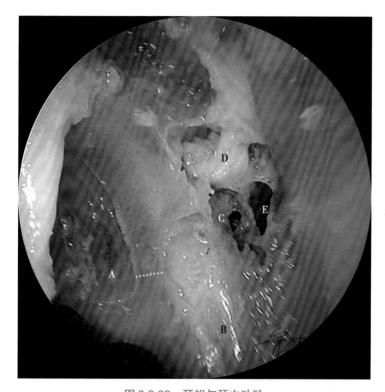

图 3.8.22　耳蜗与颈内动脉
A. 耳蜗腔　B. 颈内动脉垂直段　C. 颈内动脉水平段
D. 鼓膜张肌（残部）　E. 咽鼓管
白虚线：耳蜗与颈内动脉之间的薄骨壁

3.9　内耳道解剖

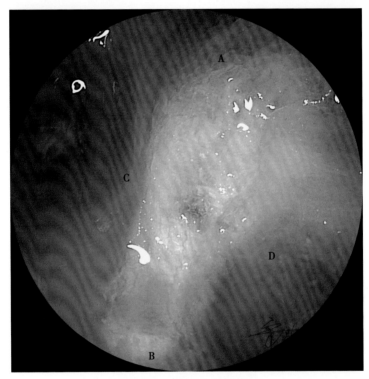

图 3.9.1　轮廓化内耳道
A. 内耳道底处硬脑膜　B. 内耳道口处硬脑膜
C. 内耳道上方骨质　D. 内耳道下方骨质

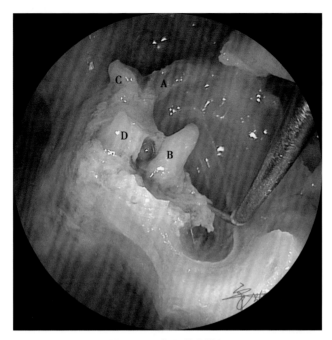

图 3.9.2　内耳道底神经
A. 面神经迷路段　B. 蜗神经　C. 前庭上神经　D. 前庭下神经

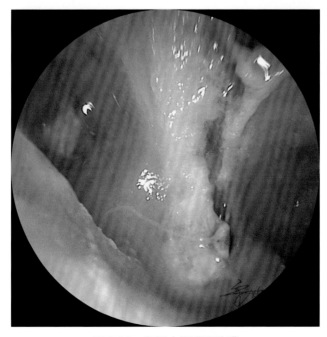

图 3.9.3　切开内耳道硬脑膜

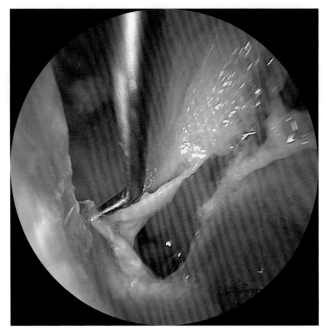

图 3.9.4　开放内耳道

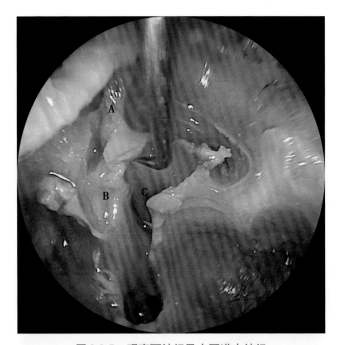

图 3.9.5　观察面神经及内耳道内神经
A. 面神经迷路段　B. 前庭神经（残部）　C. 蜗神经（残部）　D. 小脑前下动脉

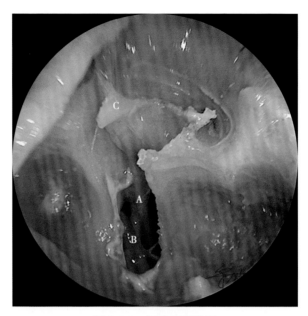

图 3.9.6　切除位听神经
A. 面神经　B. 小脑前下动脉　C. 横嵴

切除位听神经后可见其深面被遮蔽的面神经内耳道段,横嵴处为面神经迷路段与内耳道段的分界处。

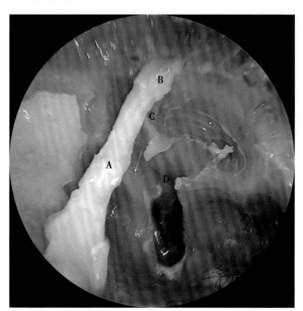

图 3.9.7　面神经
A. 水平段　B. 膝神经节　C. 迷路段　D. 内耳道段　E. 脑桥小脑角段

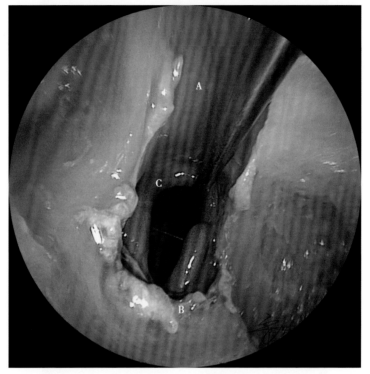

图 3.9.8　小脑前下动脉
A. 内耳道　B. 内耳道口　C. 小脑前下动脉

● 小脑前下动脉（anterior inferior cerebellar artery，AICA）：自基底动脉
分出，常在面听神经束前分为头侧干和尾侧干，头侧干在内耳道口处形成血
管襻，并分出迷路动脉、回返穿动脉等分支。

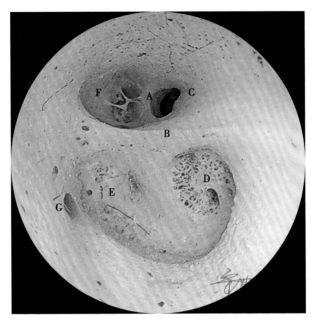

图 3.9.9　内耳道底（干标本，左侧）

A. 垂直嵴　B. 横嵴　C. 面神经骨管　D. 蜗神经区
E. 前庭下神经区　F. 前庭上神经区　G. 后壶腹神经骨管

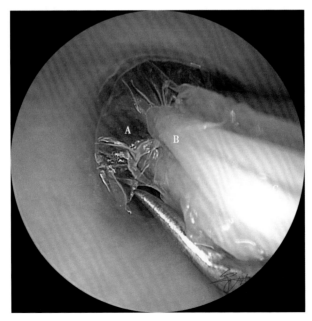

图 3.9.10　内耳道内蛛网膜（标本 2，左侧）

A. 蛛网膜　B. 前庭上神经

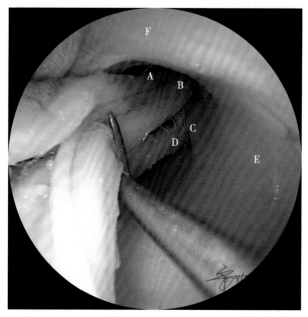

图 3.9.11　内耳道内神经(左，由内向外、从前向后看)
A. 前庭上神经　B. 面神经内耳道段　C. 横嵴
D. 蜗神经　E. 内耳道前壁　F. 内耳道上壁

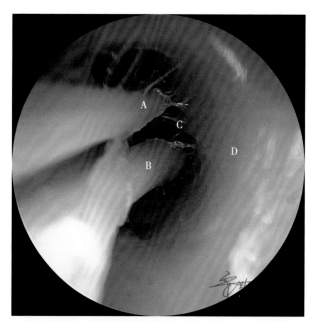

图 3.9.12　面神经与蜗神经
A. 面神经　B. 蜗神经　C. 横嵴　D. 内耳道前壁

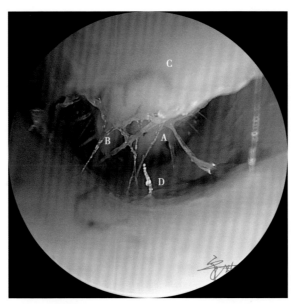

图 3.9.13　内耳道内神经(从下向上看)
A. 蜗神经　B. 前庭下神经　C. 位听神经束　D. 内耳道下壁

● 位听神经(cochleovestibular nerve)：第Ⅷ对脑神经,又称前庭蜗神经,自脑桥和延髓之间发出后进入内耳道,并在此分为蜗神经和前庭神经,分别司听力与平衡。

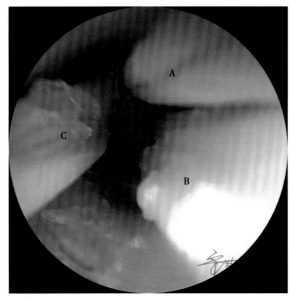

图 3.9.14　内耳道内神经
A. 面神经　B. 蜗神经　C. 前庭神经

3.10　脑桥小脑角区解剖

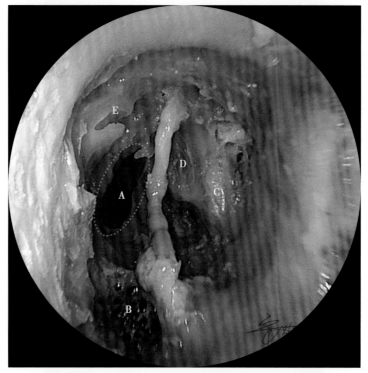

图 3.10.1　剪开颅后窝硬脑膜
A. 内耳道（已开放）　B. 乳突气房　C. 颈内动脉　D. 耳蜗（残迹）
E. 外半规管管腔。白虚线：内镜进入脑桥小脑角的通道（开放的内耳道）

- 脑桥小脑角（cerebellopontine angle）：是颅后窝前外侧略呈三棱锥体的空间，由前内侧的脑桥外缘、外后方的岩骨内缘及后下方的小脑半球外侧构成一个锥形窄小的空间；此区集中了听神经、面神经、三叉神经及岩静脉、小脑前上动脉等重要解剖结构，患者常因听神经瘤或脑膜瘤等占位性病变压迫、侵犯上述结构而产生脑桥小脑角区综合征。
- 后组脑神经（lower cranial nerve）：第Ⅸ、Ⅹ、Ⅺ、Ⅻ对脑神经的统称。此四组脑神经在脑神经中排序最靠后，解剖上其神经根位置接近，除第Ⅻ对脑神经单独经舌下神经孔出颅外，第Ⅸ、Ⅹ、Ⅺ对脑神经并行经颈静脉孔出颅，后组脑神经麻痹后可出现呼吸困难、声嘶、呛咳等症状。

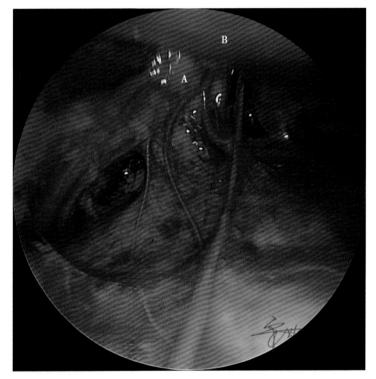

图 3.10.2　三叉神经根
A. 三叉神经根　B. 颞骨岩部

● 三叉神经（trigeminal nerve）：第 V 对脑神经，位于面听神经束的前上方，为混合神经，含有一般躯体感觉和特殊内脏运动两种神经纤维；自三叉神经半月节向前发出三条大的分支，从前至后依次为眼神经、上颌神经及下颌神经，分别支配头皮前部、面部、口腔和鼻腔的感觉和咀嚼肌运动等。

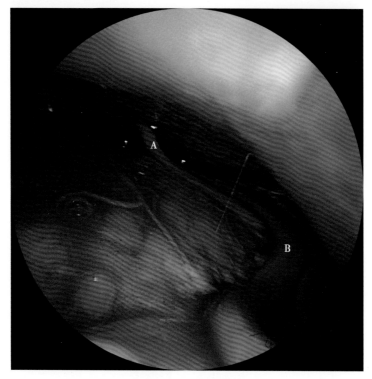

图 3.10.3　展神经
A. 展神经　B. 小脑前下动脉

● 展神经（abducens nerve）：第Ⅵ对脑神经，属运动神经，起自脑桥的展神经核，在延髓脑桥沟中线两旁出脑，向前行经眶上裂入眼眶，支配外直肌；该神经受损可致患侧眼球不能向外转动，形成内斜视。

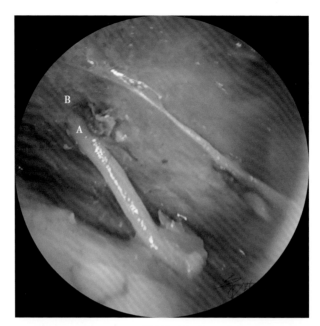

图 3.10.4　展神经(标本 2,右)
A. 展神经　B. 海绵窦外侧壁

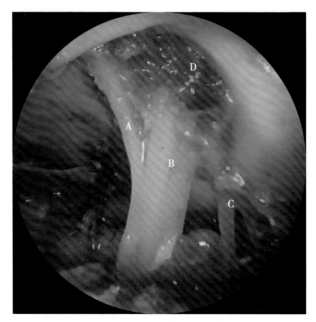

图 3.10.5　后组脑神经(上部)
A. 舌咽神经　B. 迷走神经　C. 副神经　D. 颈静脉孔(神经部)

● 舌咽神经（glossopharyngeal nerve）：第Ⅸ对脑神经，由延髓发出，行向前外并经颈静脉孔前部出颅；舌咽神经包含感觉（一般躯体传入，特殊内脏传入和一般内脏传入），运动（特殊内脏传出）和副交感（一般内脏传出）三种神经纤维，司同侧舌后 1/3 味觉、颈动脉体感觉，并支配茎突咽肌和腮腺。

● 迷走神经（vagus nerve）：第Ⅹ对脑神经，起于延髓，与舌咽神经、副神经并行经颈静脉孔出颅，是脑神经中行程最长、分布最广的一对神经，含有感觉、运动和副交感神经纤维；迷走神经支配呼吸、消化两个系统的绝大部分器官以及心脏的感觉、运动以及腺体的分泌。

● 副神经（accessory nerve）：第Ⅺ对脑神经，由脑神经根和脊髓神经根组成，经颈静脉孔出颅；脑神经根的纤维为特殊内脏运动纤维，最后加入迷走神经，脊髓神经根出颅后支配同侧斜方肌和胸锁乳突肌。

● 颈静脉孔（jugular foramen）：枕骨与颞骨岩部共同围成的骨孔，其内有第Ⅸ、Ⅹ、Ⅺ脑神经，以及颈内静脉和枕动脉分支通过。

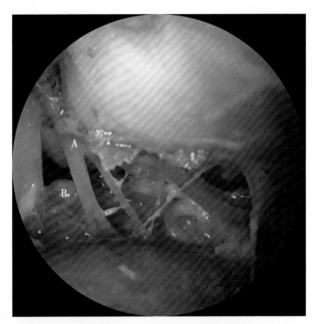

图 3.10.6　后组脑神经（下部）
A. 副神经　B. 小脑后下动脉

● 小脑后下动脉（posterior inferior cerebellar artery，PICA）：小脑后下动脉多起源于同侧椎动脉，供应小脑半球下部，且与同侧后组脑神经关系密切。

参 考 文 献

1. 姜泗长，顾瑞，王正敏. 耳鼻咽喉科全书 - 耳科学. 2 版. 上海：上海科学技术出版社，2002.

2. Sanna M，Tarek K，Maurizio F，et al. The Temporal Bone A maunal for Dissection and Surgical Apporaches. Stuttgart，New York：Thieme，2005.

3. 黄选兆，汪吉宝，孔维佳. 实用耳鼻咽喉头颈外科学. 2 版. 北京：人民卫生出版社，2008.

4. 王启华. 实用耳鼻咽喉头颈外科解剖学. 2 版. 北京：人民卫生出版社，2010.

5. Livio P，Daniele M. Endoscopic Ear Surgery-Principles，Indications，and Techniques. New York：Thieme，2014.

6. 戴朴，宋跃帅. 耳外科立体手术图谱. 北京：人民卫生出版社，2016.